Das Teebaumöl-Praxisbuch

Carl-Michael Diedrich / Anne Simons

Das Teebaumöl-Praxisbuch

Gesundheit aus dem Herzen der Natur

Scherz

Erklärung

Die Informationen, die in diesem Buch gegeben werden, sollen nicht die Hilfe eines Arztes ersetzen. Dieses Buch bezweckt, die Leser zur Gesundheitsvorsorge und Selbsthilfe bei alltäglichen Beschwerden anzuleiten. Die Autoren und der Verlag sind nicht verantwortlich für irgendwelche medizinischen Forderungen, die sich auf das präsentierte Material beziehen.

Elfte Auflage 1997
Alle deutschsprachigen Rechte beim
Scherz Verlag, Bern, München, Wien.
Alle Rechte der Verbreitung, auch durch Funk,
Fernsehen, fotomechanische Wiedergabe, Tonträger
jeder Art und auszugsweisen Nachdruck sowie
der Übersetzung, sind vorbehalten.
Umschlaggestaltung: Adolf Bachmann

Inhalt

Vorwort

Das australische Teebaumöl, dessen überraschend vielseitige und potente Heilkraft in der Natur kaum ihresgleichen findet, ist erst seit wenigen Jahren außerhalb Australiens bekannt. Und auch in Australien selbst bemerkten die Einwanderer erst in neuerer Zeit, um welches Wundermittel es sich bei diesem ätherischen Öl handelt, das von den australischen Eingeborenen schon seit Jahrhunderten – wenn nicht Jahrtausenden – eingesetzt wird.

In den siebziger Jahren, während sich im australischen Neusüdwales die ersten Weißen mit dem systematischen Anbau von *Melaleuca alternifolia* beschäftigten, entwickelte auch Michael Diedrich sein Interesse am Teebaumöl. 1968 besuchte ein Australier die Diedrichs, die damals in Kalifornien wohnten. Sein Gastgeschenk bestand in einem unscheinbaren Fläschchen mit einer merkwürdig riechenden Flüssigkeit – angeblich ein Allheilmittel. Doch die Diedrichs schenkten dieser Substanz keine weitere Beachtung. Übrigens war Michaels Vater – unter anderem ein gelernter Chemiker – der Mann, der mit großem Erfolg als erster Avocadoöl preßte und auf den amerikanischen und letztlich auf den Weltmarkt brachte. Die Diedrichs kannten sich mit Ölen und Essenzen aus, von australischem Teebaumöl aber hatten sie noch nicht gehört.

Der Zufall wollte es, daß ihr Interesse dafür schlagartig

geweckt wurde. Der junge Michael spielte mit dem Fläschchen, und einige Tropfen des Öls fielen auf die Warzen auf seiner Hand. Schon nach kurzer Zeit waren die Warzen von der Haut verschwunden. Nun wurde die Familie auf das zunächst eher mit Skepsis in Empfang genommene Öl aufmerksam. Bald schon stellte man fest, daß es auch lästige Mücken und andere Insekten fernhielt und darüber hinaus offene Wunden gründlich desinfizierte und erstaunlich schnell heilte. Man konnte gerade noch einen Fußpilz in kürzester Zeit entfernen – und gleichzeitig auch langjährige Probleme mit Fußschweiß –, als das mitgebrachte Fläschchen zum Bedauern der ganzen Familie schon aufgebraucht war.

Vergeblich bemühten sich die Diedrichs um die weitere Versorgung mit den wohltuenden Tropfen. Es war einfach unmöglich, diese Essenz in den USA zu bekommen. Als selbst befreundete Australier sich nicht in der Lage sahen, Teebaumöl zu schicken, reiste Vater Diedrich selbst nach Australien, wo er sich auf die Suche nach dem Schafzüchter begab, der angeblich Teebaumöl verkaufte. Aber auch vor Ort gelang es ihm nicht, größere Mengen der raren Substanz zu erhalten.

Mittlerweile kennen wir die Geschichte des Teebaumöls genauer und wissen, daß es zu jener Zeit auf dem Markt noch nicht erhältlich war. Erst allmählich und sehr vereinzelt entstanden Teebaumfarmen, auf denen Pionierarbeit geleistet wurde. Der erhoffte, schnelle Erfolg stellte sich nicht ein. Es dauerte Jahre, bis feststand, daß nicht jede Teebaumart – und ihrer gibt es in ganz Australien sowie einigen Teilen Neuseelands mehr als 200 – das Öl mit den medizinisch wirkungsvollen Eigenschaften hervorbringt. Nach vielen Rückschlägen erwies es sich, daß *Melaleuca al-*

ternifolia nur in den Sumpfgebieten von Neusüdwales, einem Gebiet an der Ostküste Australiens, für die Gewinnung ätherischen Öls ergiebig ist. Kein Wunder also, daß Diedrich seinerzeit unverrichteter Dinge in die USA zurückkehren mußte.

Zwanzig Jahre später aber wandte sich sein Sohn Michael dem früh entdeckten Allheilmittel wieder zu. Inzwischen hatte er heil- und naturkundliche Erfahrungen bei den Indianern in Mexiko, Guatemala und Costa Rica gesammelt, mit denen er von 1970 bis 1974 zusammenlebte. Anschließende Reisen nach Australien brachten ihn in Kontakt mit dem dort mittlerweile auf lokalen Wochenmärkten als volkstümliches Heilmittel verkauften Teebaumöl.

Als er sich in den achtziger Jahren in Deutschland niederließ, hatte er bereits intensive Kontakte zu den australischen Instituten und Herstellern aufgebaut, die ihn mit Forschungsmaterial sowie reinsten Teebaumölen versorgten. Diedrich konnte sich intensiv dem Studium und der Weiterverarbeitung des pflanzlichen Extraktes widmen und aus diesem eine Reihe hochwertiger Produkte entwickeln. Mittlerweile gehört er zu den anerkannten Pionieren der Teebaumölverarbeitung in Europa.

Während sich Diedrich früh mit der Verfeinerung und Verarbeitung von Teebaumöl beschäftigte, erfuhr Anne Simons erst Anfang der neunziger Jahre von der Existenz dieses Heilmittels. Auf einer Reise zog sie sich eine tiefe Schnittwunde zu, die ein australischer Mitreisender mit Teebaumöl behandelte, woraufhin die Wunde innerhalb weniger Tage verheilte. Seitdem beschäftigte sich die Sachbuchautorin mit dem Teebaumöl, sammelte Fallberichte und begegnete während ihrer Recherche Michael Diedrich.

Das vorliegende Buch ist also die Gemeinschaftsarbeit zweier «Überzeugter», die vielfältige eigene Erfahrungen mit dem Mittel sammeln, es systematisch untersuchen konnten und die erstaunlichsten Fallberichte und medizinische Forschungsberichte zusammengetragen haben.

Dennoch warnen wir vor einer Verallgemeinerung der hier dargestellten Beispiele und empfehlen, eine Selbstbehandlung mit Teebaumöl nur nach Absprache mit einem Arzt oder Heilpraktiker durchzuführen, da im Einzelfall Überempfindlichkeiten oder ein Zusammenspiel verschiedener Beschwerden eine reine Teebaumölbehandlung unter Umständen als nicht sinnvoll erscheinen lassen.

Michael Diedrich und Anne Simons, im August 1995

Der australische Teebaum und sein Öl

Teil I

Was macht den Teebaum zu einer Heilpflanze?

Im Jahr 1922 begann der Kurator des technologischen Museums in Sydney, der Chemiker Dr. Arthur Penfold, eine dreijährige Reihenuntersuchung zu den Eigenschaften und Wirkungen von *Melaleuca alternifolia*. 1925 präsentierte er ein beeindruckendes Ergebnis: Das aus dem Teebaum gewonnene Öl hatte eine stark fungizide (pilzabtötende) und zwölfmal stärkere antiseptische Wirkung als Phenol, die damals üblicherweise als Antiseptikum eingesetzte Karbolsäure, und war zudem gewebeschonend und nicht toxisch.

Die Bedeutung dieser Entdeckung kann man erst ermessen, wenn man sich vor Augen führt, daß in der ersten Hälfte unseres Jahrhunderts nicht Krebs oder Herz- und Kreislauferkrankungen, sondern Infektionen die großen Plagen waren, von denen die Menschheit heimgesucht wurde. Häufig waren die Ärzte gegenüber Epidemien von Tuberkulose, Kinderlähmung, Lungenentzündung und Grippe hilflos. 1928 erfolgte die Entdeckung des Penicillins, aber auf die Möglichkeit seiner problemlosen Verfügbarkeit mußte man auch in der westlichen Welt bis in die vierziger Jahre warten.

Welche chemische Zusammensetzung macht das farblose, manchmal blaßgelbe Teebaumöl zu einem so starken und wichtigen Heilmittel?

**Biochemie des
Teebaumöls**

Die beiden wichtigsten chemischen Verbindungen sind **Terpinen-4-ol** und Cineol. Terpinen-4-ol besitzt eine starke Heilwirkung, deshalb sollte sein Gehalt im Teebaumöl hoch genug sein. Ein Anteil von mindestens 30 Prozent ist wünschenswert. **Cineol** hingegen, das auch unter dem Namen Eukalyptol bekannt ist, sollte in möglichst geringer Menge in der Essenz enthalten sein. Zwar verfügt auch diese Substanz über heilende Eigenschaften, und bei Erkältungskrankheiten sorgt sie für wirkungsvolle Linderung, jedoch reizt Cineol die Schleimmembrane und die Haut. Cineol hat desinfizierende Eigenschaften. Daher ist zum Beispiel auch Lavendelöl ein beliebtes Mittel zur Desinfektion, denn bei einigen Lavendelsorten liegt der Cineol-Gehalt bei ca. zwölf Prozent. In zu hoher Dosierung jedoch stört es den Heilungsprozeß und führt zu ätzenden und brennenden Hautempfindungen. Cineol sollte mit einem Anteil von nicht mehr als fünf Prozent im Teebaumöl enthalten sein, wünschenswert ist ein noch geringerer Gehalt.

**Teebaumöl –
ein komplexer
Bio-Cocktail**

1 Die gängige Literatur spricht von 48 verschiedenen Substanzen. Tatsächlich wurden mittlerweile in den australischen Labors je nach Dauer des Destilliervorgangs zwischen 80 und 120 Substanzen nachgewiesen.

Neben diesen beiden Hauptkomponenten enthält Teebaumöl noch viele weitere Bestandteile[1], darunter Pinene, Zymone, Terpinene, Sesquiterpene, Terpineole, Sequiterpen-Alkohole und sogar Spuren von Substanzen, die sonst bisher nirgendwo in der Natur gefunden wurden. Terpinene haben die Eigenschaften, Eiter aufzulösen, schmerzstillend zu wirken und die Durchblutung zu fördern. Auch übernehmen sie antiseptische und antimykotische Funktionen. Einzeln für sich sind diese Bestandteile therapeutisch unwirksam, erst in der besonderen Zusammensetzung des Teebaumöls zusammengebracht, entfalten sie synergetisch ihre heilende Kraft.

Die Heileigenschaften von Teebaumöl umfassen so weite Bereiche, daß man es als natürliches Breitbandheilmittel bezeichnen kann: Es wirkt antiseptisch (keimabtötend), fungizid beziehungsweise antimykotisch (pilzabtötend) und antiviral (virenabtötend). Zudem verfügt es über eine extrem hohe Hautverträglichkeit, es ist weder toxisch noch hautreizend. Es greift Gewebe nicht an, und auf offene Wunden aufgetragen führt es zu schneller Heilung. Offenbar stärkt es das körpereigene Immunsystem. Auch in geringer Dosierung ist Teebaumöl ein sehr wirksames, vielseitiges Mittel.

Natürliches Breitbandheilmittel

Das im Handel erhältliche Teebaumöl unterliegt in Australien den Arzneimittelbestimmungen, die eine Überprüfung des Terpinen-4-ol-Gehalts und des Cineol-Gehalts verlangen. Diesen Qualitätsprüfungen unterliegen auch die zum Export bestimmten Produkte. Während sich frühere Prüfvorschriften – unter dem Artikel AS 175-1967 zusammengefaßt – ausdrücklich und exklusiv auf *Melaleuca alternifolia* als Lieferant für therapeutisch einsetzbares Teebaumöl bezogen, gibt es inzwischen eine erweiterte Fassung – unter der Bezeichnung AS 2782-1985 –, derzufolge auch eine Mischung mit anderen Teebaumölen möglich ist. Der Terpinen-4-ol-Gehalt muß nach dieser Vorschrift immer über 30 Prozent, der Cineol-Gehalt unter 15 Prozent liegen. Hingegen sollte nach Forderung der Australian Tea Tree Industry Association (A.T.T.I.A.) ausschließlich *Melaleuca alternifolia* als Grundstoff für therapeutisch verwendetes Teebaumöl anerkannt werden.

Qualitätsprüfung vorgeschrieben

Teebaum ist nicht gleich Teebaum

Der Begriff «Teebaum» ist ein Oberbegriff für viele verschiedene Strauch- und Baumsorten der Art *Melaleuca* aus der Gattung der sehr artenreichen Myrtengewächse. *Melaleuca alternifolia* ist ein immergrüner Baum mit der in Australien verbreiteten Papierrinde und schmalen Blättern, die wie kleine zusammengesteckte Federn wirken.

Captain Cook's Tea (tree) time

Der Name wurde von dem berühmten englischen Botaniker Joseph Banks geprägt, der 1770 Kapitän Cook auf dessen erster Entdeckungsreise nach *Terra Australis*, dem «Großen Südland», begleitete. Sie beobachteten Eingeborene beim Verarbeiten von Teebaumblättern und -rinde. Cook ließ seine Leute aus Teebaumblättern einen Sud machen, mit dem er erfolgreich Hautkrankheiten behandelte, die bei Schiffsbesatzungen als Folgeerscheinung von Vitaminmangel immer wieder auftraten, insbesondere Grind. Das teeartige Gebräu wurde auch als Mittel gegen Skorbut getrunken und als erfrischend empfunden.

Neben der englischen Schreibweise «Tea-Tree» gibt es die irreführende Bezeichnung «Ti-Tree», die auf das Maori-Wort «Ti» zurückgeht und einen anderen, hauptsächlich in Neuseeland anzutreffenden palmenartigen Baum benennt.

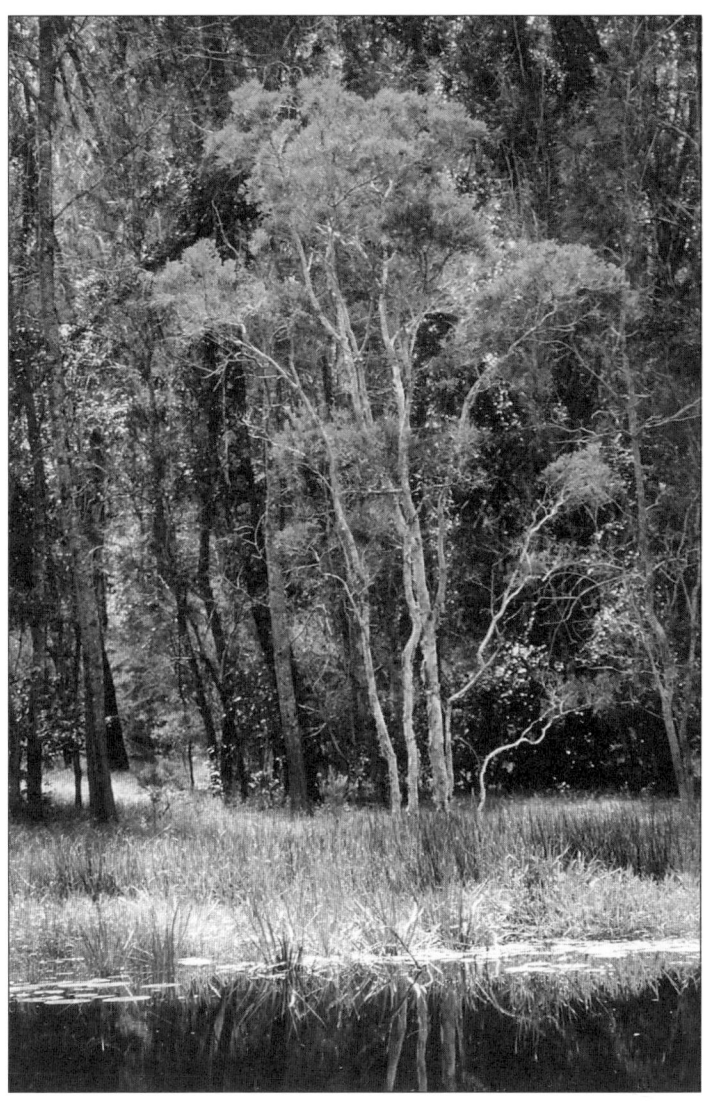

Melaleuca alternifolia im
Wildwuchs: Ausgewach-
sener, älterer Baum im
Sumpfgebiet

Melaleuca alternifolia im
Wildwuchs: Junger Baum
mit Strauchcharakter

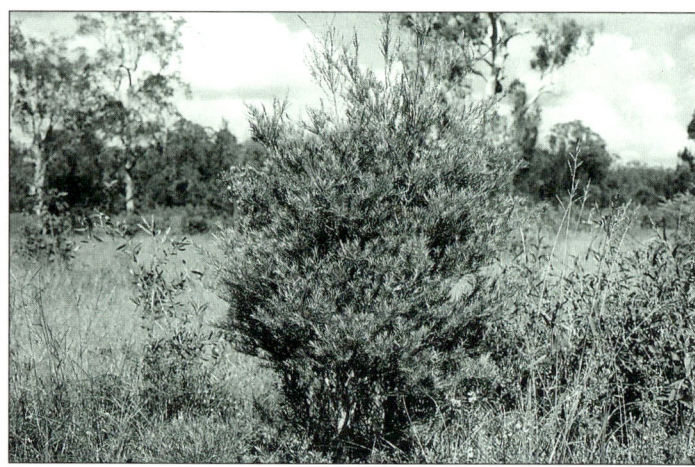

**Vielfalt der
Teebaumarten**

Aber auch bei den *Melaleuca*-Arten gibt es große Unterschiede: Einige sind hochwachsende Bäume mit dichten,
rundlichen Baumkronen wie *Melaleuca linariifolia* oder
Melaleuca irbyana, andere sind Strauchpflanzen, die entweder mehrere Meter hoch wachsen, wie beispielsweise
Melaleuca nodosa, oder höchstens einen Meter hoch werden, wie *Melaleuca thymifolia*. Die Formen, Farben und Blü-
ten der Teebaumarten sind höchst unterschiedlich, ebenso
– dies ist interessant für die Gewinnung des heilenden Teebaumöls – die Qualität der jeweils aus den Blättern und
Baumrinden destillierten Essenz. Alle Untersuchungen
verweisen bisher auf *Melaleuca alternifolia* als die Spezies,
deren Öl als das wirkliche Teebaumöl gilt und an dem sich
die australischen Qualitätsnormen orientieren.

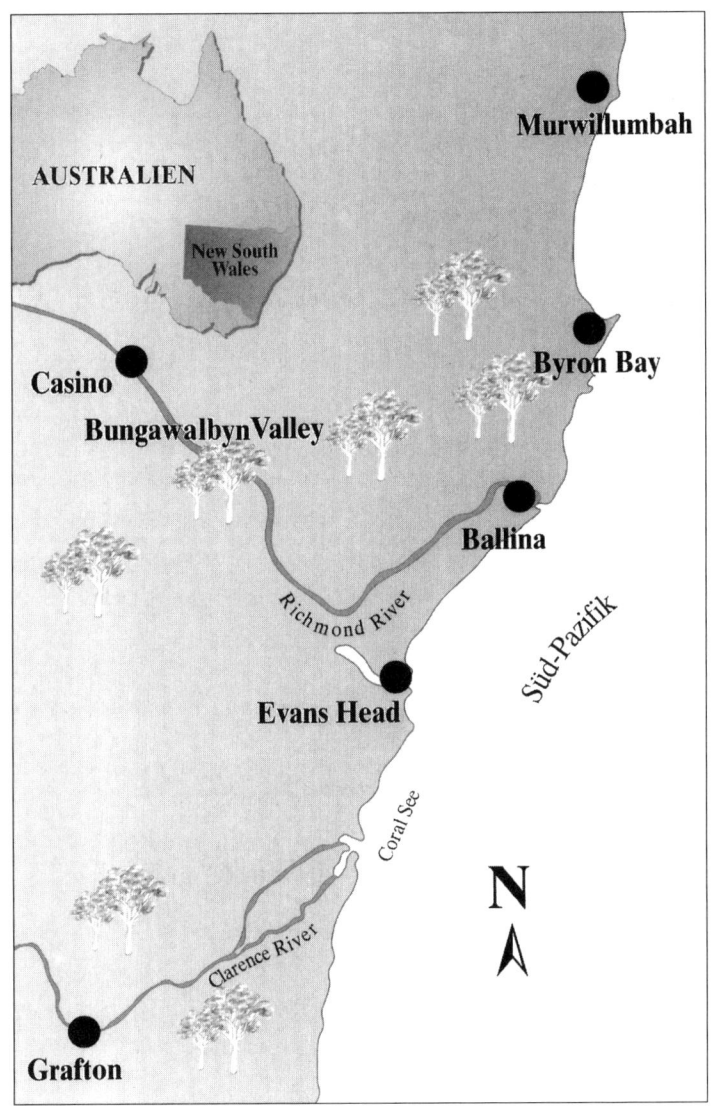

Herkunfts- und Anbau-
gebiete des Teebaums

Erntearbeiter beim
Schneiden wildwachsen-
der Teebaumblätter

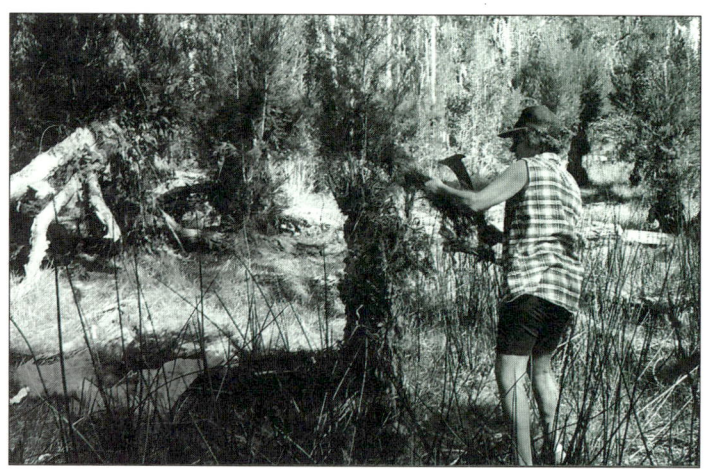

**Melaleuca alterni-
folia – ein eigen-
williges Sumpf-
gewächs**

Dieser Teebaum ist ein sehr eigenwilliges Gewächs: Es gibt
nur wenige Standorte auf der Welt, an denen er gedeiht
und wo er gleichzeitig die geschätzten Heileigenschaften
entwickelt. Diese Anbaugebiete befinden sich auf einem
begrenzten Territorium in Neusüdwales an der Ostküste
Australiens. Die natürliche Heimat von *Melaleuca alternifolia* sind die Sumpfgebiete um die großen Flüsse Clarence
River und Richmond River. Dort liegt auch das Bungawalbyn Valley, das den Aborigines, den australischen Ur-
einwohnern, seit Urzeiten als Ort der Heilung galt. Hier-
her zogen die Stämme aus dem nördlichen Neusüdwales
und aus dem südlichen Queensland, um Krankheiten zu
heilen. Die Frauen wanderten in dieses Tal, um dort ihre
Kinder zur Welt zu bringen.

Die Ölbeschaffenheit ist von Baum zu Baum verschie-
den und die Ernte äußerst mühselig. Daß die Flüsse regelmäßig über ihre Ufer treten und das Land überschwem-

men, erschwert die Arbeitsbedingungen der Erntearbeiter. Dennoch leisten sie Erstaunliches und schaffen mit ihren äußerst scharfen Macheten eine Ernte von bis zu einer Tonne täglich, woraus sich ungefähr zehn Liter Öl destillieren lassen.

Das ätherische Öl des Teebaums wird mittels direkter Wasserdampfdestillation freigesetzt. Die Teebaumblätter kommen in einen großen Bottich, der fest verschlossen wird. In seinen Boden wird durch ein installiertes Rohrnetz heißer Wasserdampf geleitet, das die Charge nach ungefähr einer halben Stunde erhitzt hat. Nun öffnen sich die Ölzellen der Pflanzenteile, die aromatischen Bestandteile lösen sich und steigen in dem heißen Dampf nach oben, wo sie durch ein Rohr geleitet und in einem Tank aufgefangen werden. Hier wird das Öl-Wasser-Gemisch durch Abkühlung verflüssigt. Da das Teebaumöl eine etwas geringere Dichte als Wasser hat, setzt es sich darauf ab und kann abgeschöpft werden. Es wird gereinigt, gefiltert und in Behälter abgefüllt. Das übrig gebliebene Wasser wird meistens für Kosmetika verwendet, da es aromatisch angereichert ist.

Destillation des Teebaumöls

Bei einer einstündigen Destillationsdauer, wie sie in den Plantagen üblich ist, enthält das Teebaumöl ungefähr 80 verschiedene Substanzen, während nach vierstündigem Destillationsprozeß über 120 Substanzen im Öl nachzuweisen sind, was der natürlichen Zusammensetzung am nächsten kommt. Purity Australia Pty Ltd. ist einer der wenigen Teebaumölhersteller, die wildwachsende Bäume aus dem Gebiet von Bungawalbyn Swamp abernten und anschließend vier Stunden lang destillieren.

Auf die Destillationsdauer kommt es an

Teebaumöl-Destille in
Betrieb. Im Glasbehälter
das klare Teebaumöl.
Nach dem Filtern erfolgt
die Abfüllung ins Faß.

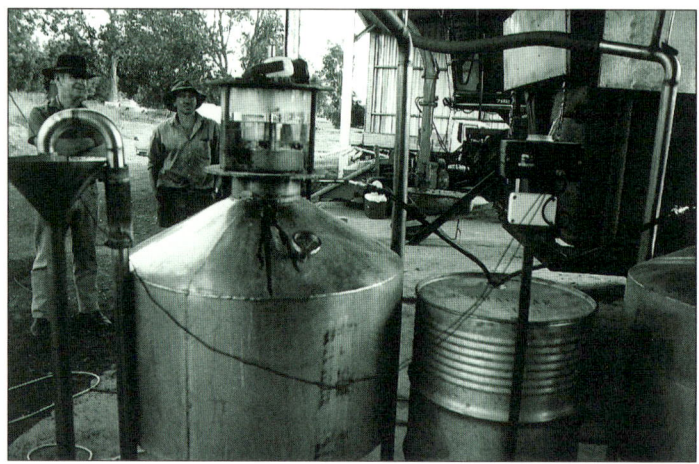

**Ein ganz
besonderer Duft**

Die nach der Wasserdampfdestillation gewonnene Tee-
baumölessenz ist eine durchsichtige, klare, meist hellgelbe
Flüssigkeit. Ihr Geruch ist abhängig von der Charge: Aus
Wildsammlung gewonnenes Teebaumöl riecht stärker
und herber als das aus der Plantagenernte. Aber auch an
den Geruch dieses Öl muß man sich erst gewöhnen. Vom
olfaktorischen (Geruchs-)Aspekt her gehört Teebaumöl
nicht unbedingt zu den wohlriechenden Essenzen. Sein
Duft erinnert an herbe Kräuter, an Muskatnuß, manchmal
auch an Kampfer, weshalb er Assoziationen an ein Krankenhaus weckt. Man kann sich aber sehr wohl an dieses
überaus charakteristische Aroma gewöhnen und es als
durchaus angenehm empfinden. Wem es überhaupt nicht
gelingt, sich damit anzufreunden, kann einige Tropfen eines anderen ätherischen Öls, dessen Geruch ihm gefällt,
dem Teebaumöl beimischen, ohne daß dadurch die Wirkung des Teebaumöls negativ beeinträchtigt wird.

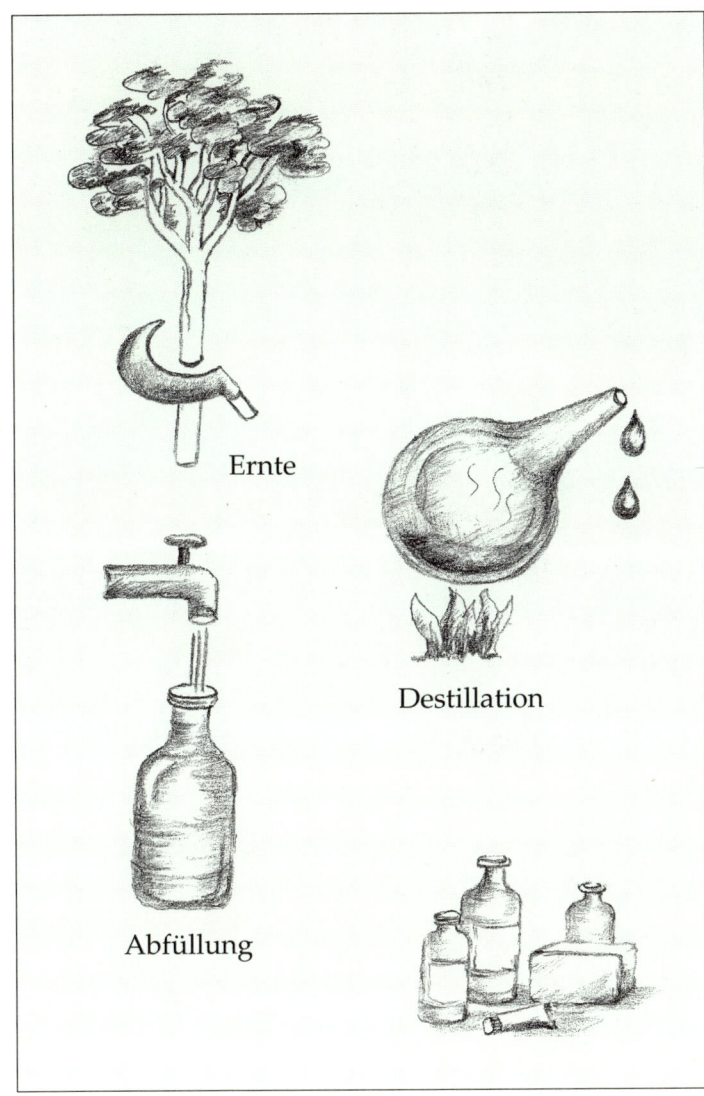

Ernte

Destillation

Abfüllung

Verarbeitung des
Teebaumöls
bis hin zu Sideline-
produkten:
Seife, Haarshampoo,
Zahncreme, Lippen-
balsam, Tiershampoo,
Mundwasser u.a.

Teebaumzweig in voller
Blüte

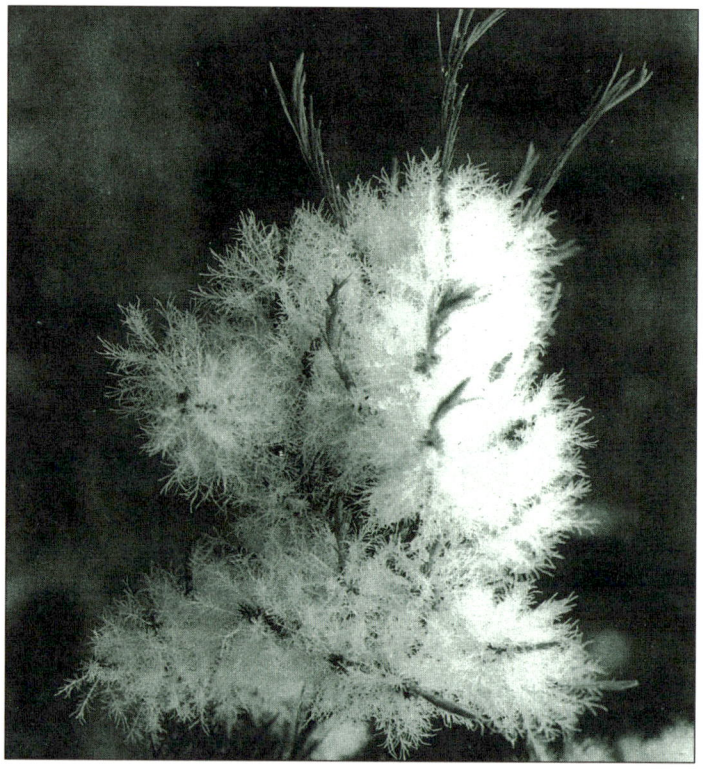

Teebäume regenerieren sich nach der Ernte schnell, ja,
der Schnitt scheint ihr Wachstum noch zu verstärken. Ab-
geerntete Bäume gedeihen gut und sind schon im folgenden Jahr wieder ertragsfähig. Sie sind tief und weitver-
zweigt im Boden verwurzelt, und aus in der Erde
verbleibenden Wurzelstücken entwickeln sich schon bald
neue Bäumchen.

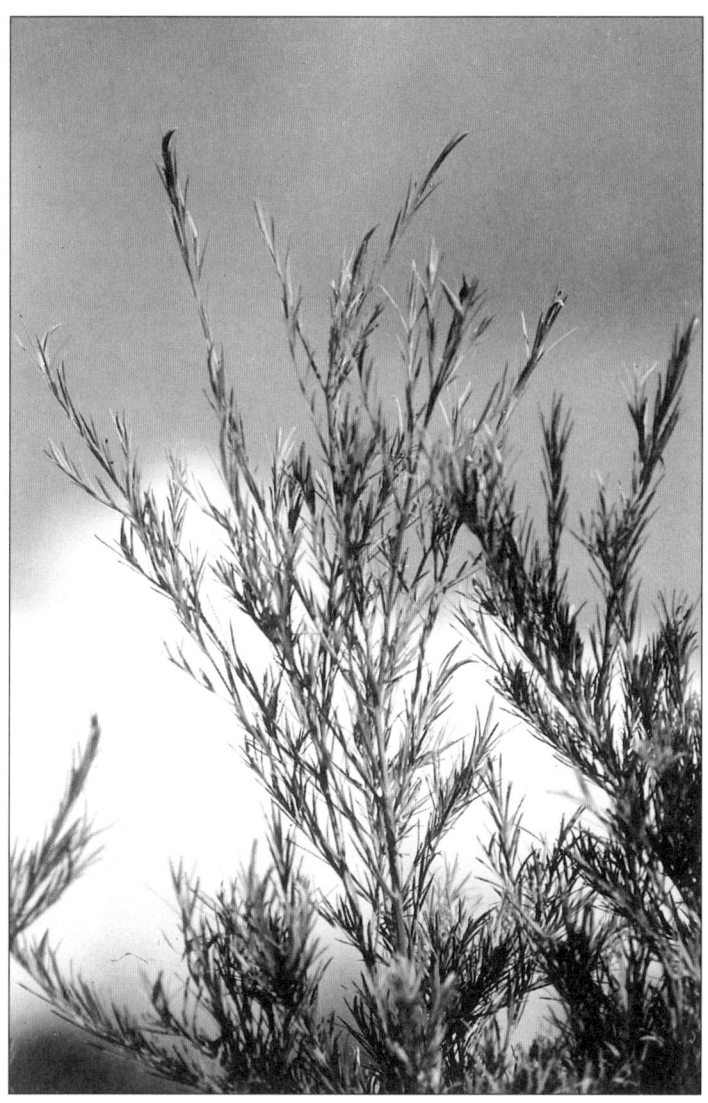

Äste des Teebaums kurz
vor der Ernte.

Von der Wildsammlung zur Plantagenzucht

Da der Teebaum am besten in Sumpfgebieten gedeiht, ist es naheliegend, daß er im Laufe seiner Evolution alle notwendigen Schutzmechanismen gegen Pilze und andere natürliche Parasiten entwickelt hat. Er braucht keinen künstlichen Schutz, und daher ist auch sein Öl frei von Pestiziden und Unkrautvernichtungsmitteln – jedenfalls das aus den Naturbeständen gewonnene Öl.

Immer noch wird ein großer Teil des Teebaumöls aus den Blättern wildwachsender Bäume gewonnen. Dennoch hat der weltweit steigende Bedarf an diesem Allheilmittel den systematischen Anbau von *Melaleuca alternifolia* in Plantagen erforderlich gemacht. Nur so kann man sich von unkalkulierbaren witterungsbedingten Einflüssen unabhängig machen und eine langfristig gesicherte Bedarfsdeckung sicherstellen. Neben diesen Vorteilen bringt der systematische Anbau jedoch auch Nachteile mit sich, auf die wir an anderer Stelle noch eingehen werden.

Im Gegensatz zum zufälligen Wildwuchs in der freien Natur werden in den Plantagen aus den winzigen grauen oder beigefarbenen Samenkörnern gesunder und hochwertiger Teebäume gezielt neue Sprößlinge gezogen. So läßt sich die Qualität des in Plantagen gewonnenen Öls positiv beeinflussen. Allerdings kann sich der Züchter in Sachen Teebaum nie ganz sicher sein. Wie gesagt: Die Pflanze ist «eigenwillig». Verschiedene Samen von ein und derselben Pflanze entwickeln sich so unterschiedlich, daß dies auch hinsichtlich der Qualität des Öls zu ganz unterschiedlichen Ergebnissen führen kann.

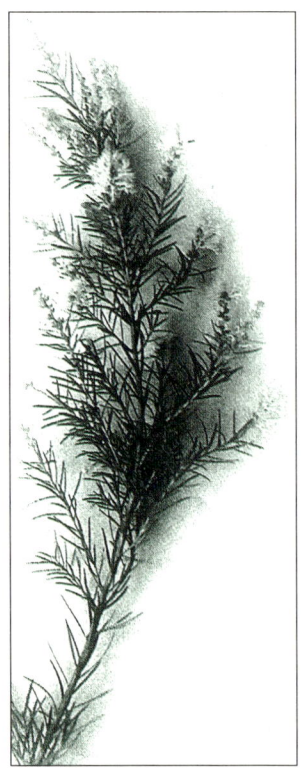

Teebaumzweig mit Samenkapseln

Qualität und Ertragsmenge des destillierten Öls richten sich nach dem Standort des Baums. Er reagiert mit starken Wachstumsschwankungen auf den Feuchtigkeitsgrad des Bodens sowie auf die Höhenlage. Geringe Unterschiede in diesen Bereichen wirken sich bereits deutlich aus.

In diesem Zusammenhang spricht Peter Grunert dem Teebaum einen «eigenen» Willen zu[2] und sieht den Hauptgrund für die Eigenständigkeit dieser Pflanze in der Jahrtausende währenden Naturbelassenheit. Während viele Baumsorten – nicht nur die Obstbäume, sondern auch Eichen, Linden oder Birken – bei uns kultiviert werden, konnten sich die Teebäume in Australien voll und ganz so entfalten, wie es der sie umgebenden Natur entsprach. Auf diese Weise konnten sie auch ein Optimum an heilenden Kräften entwickeln.

Qualität und Ertrag – eine Standortfrage

Einige der Großplantagen verfügen über Setzmaschinen, die an einem Tag eine Million Bäume pflanzen können. Das hört sich beeindruckend an, aber auch dieser technische Fortschritt hat seine Kehrseite. Normalerweise besitzt ein *Melaleuca alternifolia* eine Lebensdauer von 70 bis 120 Jahren. Es gibt auch Bäume dieser Art, die ungefähr 150 Jahre alt sein sollen. Mit zunehmendem Alter verliert der Baum seine Vitalität, die aus seinen Blättern gewonnenen ätherischen Öle werden ebenfalls schwächer in ihrer Wirkung. Daher erntet man wildwachsende Bäume bis zu einem Alter von 50 Jahren durchschnittlich jedes zweite Jahr. Der Schnitt regt sie zu neuem, um so kräftigerem Wachstum an.

In den Großplantagen hingegen werden die Bäume alle 14 bis 18 Monate abgeerntet und nach drei bis vier Erntesaisons gewaltsam aus dem Boden herausgerissen. Ob-

Der Teebaumöl-Boom wirft ökologische Probleme auf

2 Nie wieder krank? Die heilenden Kräfte des australischen Teebaums. Edition GIE, Tübingen 1993, S. 29 ff.

wohl sie nicht genügend Zeit hatten, sich voll zu entwickeln, sind sie nach durchschnittlich fünf bis sechs Jahren ausgelaugt. Dann werden die Felder für eine neue Saat vorbereitet. Die Saatzucht ihrerseits aber verschlingt Unmengen an Energie und Wasser. Offensichtlich läuft der Mensch Gefahr, in einem Bereich zum Ausbeuter der Natur und Umweltzerstörer zu werden, der doch ursprünglich genau das Gegenteil bewirken sollte, nämlich durch die Nutzung natürlicher Heilpflanzen einen Beitrag zu einem ökologischen Gleichgewicht zu leisten.

Vorsicht vor Scharlatanen!

Die negativen Folgen dieser Entwicklung bekam auch ein uns bekannter Berliner Heilpraktiker zu spüren: Er testete Teebaumöle von zwölf verschiedenen Anbietern und mußte feststellen, daß die dem Teebaumöl nachgesagten Eigenschaften nicht immer spürbar waren. Einige Sorten waren sogar völlig wirkungslos. Kommerz und Scharlatanerie mischen leider immer schnell mit, wenn etwas Gutes entdeckt wird.

Teebaumöl aus kontrolliert biologischem Anbau

Für uns kann die Konsequenz aus der momentanen Entwicklungsrichtung nur sein, daß wir die australischen Partner sehr sorgfältig sowohl nach ökologischen als auch nach qualitativen Merkmalen aussuchen.

Kleine Geschichte der Teebaumölgewinnung

Einige Zahlen mögen an dieser Stelle die Geschichte der Teebaumölgewinnung und -nutzung erhellen. Daß die australischen Ureinwohner, die Aborigines, mit der Heilwirkung des Teebaums von jeher vertraut waren, steht fest.

Schon die Aborigines heilten mit Teebaumöl

Auch daß Kapitän Cook beziehungsweise der Botaniker Joseph Banks die positive Wirkung der Teebaumsubstanzen erfuhren, ist belegt. Aber erst zu Beginn dieses Jahrhunderts machten die systematischen Reihenuntersuchungen der Doktoren Penfold und Morrison am Sydney Technological Museum das Heilmittel auch in der medizinischen Fachwelt bekannt.

1770: Kapitän Cook entdeckt *Terra Australis*

In den dreißiger Jahren fand TTO – so die englische Abkürzung (Tea-Tree-Oil) für Teebaumöl – allmählich weltweite Verbreitung. Es wurde hauptsächlich in der Zahnmedizin und bei Hautkrankheiten eingesetzt.

1930: Teebaumöl weltweit eingesetzt

Dann aber geriet es wieder in Vergessenheit, als in den fünfziger Jahren die synthetischen Mittel und besonders das Penicillin ihren pharmazeutischen Siegeszug antraten.

1950: Penicillin revolutioniert die Medizin

**Seit 1975:
Renaissance der
Naturheilkunde**

Gut zwanzig Jahre später setzte eine allmähliche Rückbesinnung auf natürliche Heilmittel ein. In Australien wurden vereinzelte Experimente mit der Teebaumzucht unternommen. In den achtziger Jahren entstanden die ersten Teebaumplantagen, deren Präparate anfangs noch auf alternativen Wochenmärkten verkauft wurden.

**Achtziger Jahre:
Teebaumöl boomt**

1985 wurden jährlich zehn Tonnen Teebaumöl produziert, 1989 waren es zwischen 50 und 60 Tonnen, 1992 lag der weltweite Absatz bereits bei 700 Tonnen, und die Tendenz ist weiterhin steigend.

Mittlerweile gibt es eine Reihe Plantagen und Teebaumöl produzierender und exportierender Unternehmen. Auch die Palette der sogenannten «Sidelineprodukte», die Teebaumöl in unterschiedlicher Konzentration enthalten, wird ständig erweitert. Heute schon reicht sie von antiseptischen Cremes, Seifen, Shampoos, Zahncremes, Deodorants, Spülungen, Duschgels bis hin zu speziellen Tierpflegemitteln.

Die verschiedenen Qualitätsstufen von *Melaleuca alternifolia*

Bei uns sind Teebaumöl und Teebaumölprodukte in Apotheken, Naturkostläden und bei einzelnen Labors beziehungsweise Versandhändlern erhältlich. Auch wenn der Teebaum eine nahezu unverwüstliche Pflanze und auch erstaunlich krankheitsresistent ist, möchten wir Ihnen dringend raten, nur solche Produkte zu kaufen, die nachweislich aus kontrolliert biologischem Anbau (ausgewiesen durch die Abkürzung KBA) oder aus der Wildsammlung stammen. Wie bei allen neuen Trends gibt es leider auch im Bereich der Naturheilmittel schwarze Schafe, die qualitativ geringwertige Rohstoffe verwenden und teure Produkte daraus herstellen.

Empfohlene Bezugsquellen

Mittlerweile unterscheiden die meisten Hersteller in Australien Teebaumöl entsprechend seiner jeweiligen Zusammensetzung nach fünf Qualitätsgruppen (*grades*), wobei diese Unterteilung nicht vollständig ist, da sie nur Plantagenprodukte betrifft. Wildsammlungen werden von den Plantagenbesitzern ignoriert, obwohl sie unter Umständen das beste Öl ergeben können. Das ist eine Frage der Perspektive, und wahrscheinlich spielen rein ökonomische Gesichtspunkte in der Argumentation eine nicht unbedeutende Rolle. Wir müssen also der gängigen Einteilung die Wildsammlung als sechste Qualitätsstufe hinzufügen.

Die sechs Qualitätsgruppen des Teebaumöls

Gruppe A: Die KBA-Qualitätsstufe

Gruppe A (zertifiziert kontrolliert biologischer Anbau, höchste Qualitätsstufe) umfaßt das reinste Teebaumöl und wird in Produkten verwendet, die nur die feinsten organisch hergestellten, möglichst von jeglicher Chemie unbelasteten sowie umweltfreundlichen Bestandteile erfordern, etwa das in Flaschen abgefüllte hundertprozentige Teebaumöl, das für den medizinischen Gebrauch, als Beimischung in hochwertiger Kosmetika und für die Aromatherapie gebraucht wird.

Öle dieser Qualitätsstufe werden von der Australian Tea Tree Industry Association (A.T.T.I.A.) überprüft. Zudem stellt die Vereinigung Biological Farmers of Australia (BFA) Qualitätszertifikate für KBA-Ware aus. Zwischen fünf und sieben Prozent des in Australien produzierten Teebaumöls erhält ein KBA-Zertifkat, das sich natürlich immer nur auf Plantagenware bezieht. Alle Bäume einer Charge sind gleich alt und gleicher Beschaffenheit, da Monokulturen die Einhaltung bestimmter Anforderungen an die Qualität von Teebaumöl garantieren. Meistens wird das KBA-Anforderungen entsprechende Öl aus jungen Bäumen gewonnen.

Kunstdüngemittel und Pestizide werden nicht benutzt. Statt dessen düngt man ausschließlich natürlich: mit Schafdünger und auch mit der nach der Destillation übrig gebliebenen Teebaumrestmasse. Vor der Zertifizierung wird jede Charge auf ungefähr 30 Rückstände hin kontrolliert, damit einwandfrei sichergestellt ist, daß keine chemischen Düngemittel verwendet wurden.

Übrigens sind KBA-Kontrollen extrem aufwendig – ein Grund dafür, daß dieses Öl auch entsprechend teurer ist: Jede Charge wird einzeln kontrolliert, jede Plantage vor und nach der Ernte begutachtet. Öle verschiedener Plantagen dürfen nicht vermischt werden. Jede einzelne Ernte einer jeden Plantage bedarf der separaten Kontrolle. Wird einem Öl die KBA-Qualitätsstufe zuerkannt, so erhält es das Zertifikat, das immer nur für die jeweils kontrollierte Charge gilt.

Die KBA-Qualitätsstufe hat gemäß den geregelten Anforderungen immer einen Cineol-Gehalt von unter fünf Prozent und einen Terpinen-4-ol-Gehalt von über 35 Prozent. Tatsächlich ist die KBA-Ware in der Regel qualitativ noch besser; meist enthält sie um die drei Prozent Cineol und zwischen 36 und 38 Prozent Terpinen-4-ol.

Aufwendige Qualitätskontrollen

Wir möchten unseren Lesern an dieser Stelle nochmals eindringlich empfehlen, sorgfältig darauf zu achten, daß sie nur KBA-Ware oder Teebaumöl aus Wildsammlungen erwerben. Da Teebaumöl immer bekannter wird, haben hier viele Händler einen neuen Markt entdeckt, auf dem sie skrupellos vorgehen. Um in dem aufflackernden Preiskampf zu bestehen oder sich Vorteile zu verschaffen, verwenden sie bei der Herstellung von Kosmetika anstelle des Teebaumöls aus kontrolliert biologischem Anbau häufig das der pharmazeutischen oder sogar der kosmetischen Qualitätsstufe (s. unten). Schon das Teebaumöl der pharmazeutischen Qualitätsgruppe ist im Einkauf ungefähr zehn Prozent günstiger als KBA-Öl.

Leider erfahren wir immer wieder, daß Frauen, die Kosmetika mit Teebaumöl benutzen, sich über Reizungen und Unverträglichkeiten beklagen. Hier handelt es sich ein-

Nur KBA-Stufe und Wildsammlung verdienen das Prädikat *empfehlenswert*

deutig um solche Produkte, die nicht den höchsten Qualitätsanforderungen entsprechen oder die mit minderwertigen Qualitäten vermischt sind. Es lohnt sich also schon, etwas mehr Geld auszugeben – und auf das Zeichen KBA zu achten.

Gruppe B: Pharmazeutische Qualitätsstufe

Zur Gruppe B gehören überwiegend pharmazeutische Produkte, die im therapeutischen, kosmetischen und Gesundheitspflegebereich Verwendung finden. Bedingung für die Produkte dieser Gruppe ist ein Cineol-Gehalt von unter 3,5 Prozent sowie ein Terpinen-4-ol-Gehalt von über 35 Prozent.

Die Werte sind hier denen der Gruppe A ähnlich. Der Unterschied besteht darin, daß bei Teebaumöl dieser Stufe bis ungefähr drei oder vier Monate vor der Ernte Insektizide und künstlicher Dünger eingesetzt werden dürfen. Ebenso wie bei der KBA-Ware werden Kontrolluntersuchungen durchgeführt, und falls Pestizide festgestellt werden, müssen deren Werte unterhalb der jeweils festgelegten Nachweisgrenze liegen.

B-Ware kann zu Hautreizungen führen

Da man bei den Produkten dieser Qualitätsstufe stärker regulierend in das Wachstum von Teebäumen eingreifen kann, sind unter Umständen die Werte noch besser als bei der KBA-Qualitätsstufe. Deren Anforderungen an den Cineol-Gehalt liegen immerhin bei höchstens fünf Prozent. Hautempfindliche Menschen allerdings reagieren auf Teebaumöl dieser Qualität mit Reizungen, trotz niedrigem Cineol- und hohem Terpinen-4-ol-Gehalt.

Gruppe C: Kosmetische Qualitätsstufe

In der Gruppe C rangiert Plantagen-Teebaumöl der mittleren Qualität, die normalerweise unproblematisch weiterverarbeitet und anderen Produkten beigemischt werden kann: überwiegend Produkten der Qualitätskosmetik sowie Hautpflegemitteln. Außerdem gehören Shampoos, Mittel zur Körper- und Nagelpflege sowie hochwertige Tierpflegeprodukte dazu. Das in diesen Präparaten verwendete Teebaumöl weist einen Cineol-Gehalt von unter fünf Prozent sowie einen Terpinen-4-ol-Gehalt von über 35 Prozent aus. Darüber hinaus wird darauf geachtet, daß das hier verwendete Teebaumöl ein besonders angenehmes Aroma hat.

Die Qualitätsanforderungen und Richtlinien sind hier nicht so streng wie bei den höheren Qualitätsstufen. Daher sollten empfindliche Menschen dieses Öl, zumindest in unvermischter, reiner Form, nicht benutzen. Auch vor innerlicher Anwendung sei hier gewarnt. Da in Kosmetika in der Regel weniger als drei Prozent Teebaumöl enthalten ist, braucht man bei normaler Haut keine Reizungen zu befürchten. Preislich liegt diese Ware zwischen sieben und zehn Prozent unter der pharmazeutischen Qualitätsstufe.

C-Ware: Nur als Beimischung in Kosmetika unbedenklich

Gruppe D: Technische Qualitätsstufe

Bei den Mitteln der Gruppe D wird ein Teebaumöl verwendet, das sich unter anderem aus weniger als zehn Prozent Cineol und mehr als 30 Prozent Terpinen-4-ol zusammensetzt. Es wird besonders Tierpflegemitteln,

Haushaltsreinigern und den Reinigungsmitteln für Gebäudeklimaanlagen beigefügt. Wegen seines höheren Cineol-Gehalts eignet es sich sehr gut zur Desinfektion.

D-Ware: Gut geeignet zur Reinigung und Desinfektion

Dieses Teebaumöl wird von älteren Bäumen gewonnen, die in trockeneren Gegenden zu finden sind. Bedauerlicherweise wird Öl der technischen Qualitätsstufe bisher noch kaum nach Deutschland importiert. Dabei ließe sich solches Teebaumöl hervorragend für Desinfektionsmittel verwenden, die beispielsweise in Krankenhäusern, Altenheimen, Kindergärten usw. eingesetzt werden könnten. In seinen desinfizierenden Eigenschaften übertrifft es einige teurere, auf chemischem Wege hergestellte Mittel deutlich.

Gruppe E: Industrielle Qualitätsstufe

Bei der Gruppe E findet ein Teebaumöl mit weniger als 15 Prozent Cineol- und mehr als 30 Prozent Terpinen-4-ol-Gehalt Verwendung. Ware dieser Qualität gewinnt man aus den besonders widerstandsfähigen Teebäumen, die am Rande von Plantagen wachsen. Es eignet sich wegen seines hohen Cineol-Gehalts für umweltfreundliche Produkte im Agrarbereich, zum Beispiel für rückstandslose Pestizide, für Desinfektions- und starke Reinigungsmittel, wie sie zum Beispiel in der Industrie eingesetzt werden. Aber auch zur Stallreinigung ist es bestens geeignet, da es den Platz des Pferdes oder anderer Haustiere desinfiziert und so zur Gesundheit des Tieres beiträgt.

Die Verwendbarkeit von Teebaumöl der industriellen Qualitätsstufe findet in jüngster Zeit vermehrt Beachtung. In Australien laufen gerade einige Untersuchungen zur Wirtschaftlichkeit von Reinigungs- und Desinfektionsmitteln mit Teebaumöl dieser Kategorie. Klar ist, daß ein gleichwertiges Produkt aus nachwachsenden Rohstoffen gegenüber den chemisch hergestellten Mitteln aus Umweltgründen beträchtliche Vorteile hätte.

Gruppe E: Desinfektionsmittel und Bio-Pestizid

Teebaumöl der Extraklasse: Wildsammlung

Ein Kapitel für sich ist die Wildsammlung, die ursprüngliche Form des Teebaumöls. Während sich die Qualitätsstufen A bis E auf reine Plantagenprodukte beziehen, also auf Monokulturen, ist die Wildsammlung völlig urwüchsig und bleibt natürlich unkontrolliert. Hier werden die Erträge unterschiedlicher Baumsorten – wenngleich allesamt der Gattung *Melaleuca alternifolia* zugehörig – ebenso vereinigt wie die von jungen und alten Bäumen. Im Gegensatz zur einseitigen Monokultur der Plantagen ist der Wald lebendig und vielseitig. Das Öl der Wildsammlung hat deshalb einen ganz eigenen Charakter, den man am Duft erkennt: Es riecht deutlich holziger als zum Beispiel das mit KBA- oder pharmazeutischer Charakteristik.

Normalerweise liegen die Cineolwerte des Teebaumöls aus der Wildsammlung bei etwa drei Prozent, der Terpinen-4-ol-Gehalt bei ca. 38 Prozent.

Worin unterscheiden sich Wildsammlung und KBA-Stufe?

Die Entscheidung, ob man das Teebaumöl der KBA-Qualität oder eher das aus der Wildsammlung benutzt, hängt vom gewünschten Einsatz ab. Den wesentlichen Unterschied kann man folgendermaßen zusammenfassen: KBA-Qualität sollte man bei allgemeinen Haut- und Schleimhautproblemen anwenden, wegen seiner sanfteren Wirkung besonders auch bei Kindern und Säuglingen. Die Wildsammlung hingegen ist vorzuziehen, wenn man unter hartnäckigeren Symptomen und Krankheiten leidet, also bei Fuß- und Nagelpilz, bei Warzen und so weiter. Während beispielsweise Herpes ein Fall für KBA wäre, kann man bei gewünschter hoher Wirksamkeit gegenüber Tierekzemen o. ä. unbesorgt zur Wildsammlung greifen.

Wildsammlung ist wirksamer – aber auch aggressiver

Ein prägnantes Beispiel für den Unterschied zwischen dem KBA-Qualitätsöl und dem aus der Wildsammlung liefert der schon genannte Berliner Heilpraktiker, der sich seit Jahren mit Teebaumöl beschäftigt und es erfolgreich in seiner Praxis anwendet. Er war bereits von einem hochqualitativen Teebaumöl mit KBA-Standard überzeugt, mit dem er viele Beschwerden beseitigt hatte. Allerdings scheiterte er damit ausgerechnet an einer eigenen akuten Halsentzündung, die sich als besonders hartnäckig erwies und starke Schmerzen bereitete. Er besann sich auf das bis dahin vernachlässigte Teebaumöl aus der Wildsammlung und pinselte sich damit die Mandeln ein. Sein Kommentar: «Es zog mir richtig den Schmerz raus.» Bereits nach 20 Minuten konnte er wieder schlucken. Seitdem ist er überzeugter Anhänger der «Wildsammlung», auch wenn er natürlich immer individuell entscheidet, welche Teebaumölart er einsetzt bzw. verordnet.

Leider gefährdet die ständig steigende Nachfrage nach Teebaumöl die Ertragskraft der Wildsammlung zunehmend. Immer mehr Plantagen werden angelegt, denn in erster Linie ist für die Agrarwirtschaft die kommerzielle Ausbeutung des Bodens das Ziel. Dabei wird zwangsläufig Urwald zerstört und werden Sumpfgebiete trockengelegt. Der urwüchsige *Melaleuca*-Baum, wie er seit Jahrtausenden im Wald neben vielen anderen Gewächsen gedieh, wird allmählich in seinen charakteristischen Merkmalen verfremdet. Natürliche Biotope verschwinden, und wo bisher der Rhythmus der Jahreszeiten den Baumwuchs regulierte, wird nun künstlich bewässert.

Plantagenzucht drängt die Wildsammlung zurück

Ein natürlich wachsender Teebaum sieht saftig grün aus. Seine Artgenossen auf den Plantagen hingegen weisen eine eher hellgrüne bis gelbliche Farbe auf: ein Hinweis darauf, daß etwas falsch gemacht wird. In den letzten Jahren sind einige Teebaum-Plantagen entstanden, die von vornherein als Großbetriebe konzipiert sind. Dort wird maschinell gesetzt und geerntet, wobei die jungen Bäume nur wenige Zentimeter über der Wurzel abrasiert werden. Blätter, Äste, Zweige, Stamm – alles wird zusammen destilliert, worunter die Qualität des Öls erheblich leidet. Die jungen Bäume erholen sich von solchen Roßkuren zwar nochmals und können nach 18 Monaten wieder abgeerntet werden. Nach vier bis sechs Ernten sind sie aber so stark geschädigt, daß sie nicht mehr viel hergeben und die Wurzeln aus dem Boden gerissen werden.

Qualitätskontrolle auch beim Transport

Damit die Qualität und Wirksamkeit dieser aus Natur-
stoffen hergestellten Mittel nicht durch die Verschiffung
leidet, sind die meisten australischen Exporteure, etwa die
Australian Essential Oil Company Pty Ltd., dazu übergegangen, die Öle aller Kategorien dreifach zu filtern und besondere Vorsichtsmaßnahmen zu treffen, um Transport-
schäden auszuschließen.

Dennoch kommt es manchmal vor, daß unter KBA-Be-
dingungen hergestellte Ware während des Transports
schädlichen Einflüssen ausgesetzt ist, so daß sie das einmal erreichte Qualitätsniveau nicht halten kann. In solchen
Fällen findet eine Rückstufung statt: In der Regel werden
diese ursprünglichen KBA-Produkte dann in die Gruppe
B eingeordnet und als pharmazeutische Qualitätsstufe
verkauft. Auch Degradierungen um zwei Stufen hat es
schon gegeben.

Teebaumöl – ein außergewöhnliches Antiseptikum

Eine der wichtigsten Eigenschaften von Teebaumöl ist seine antiseptische Wirkung. Für die australischen Eingeborenen war und ist es das beliebteste Heilmittel bei verschiedensten Krankheiten und Leiden, insbesondere aber zur Vorbeugung und Behandlung von Wundinfektionen.

Für alle Buschleute und Abenteurer, die sich in die Wildnis fernab von jeglicher Zivilisation begeben, ist dieses Mittel unersetzlich. Immer wieder hat es sich als lebensrettend bewährt, nicht selten auch bei Bissen von Giftschlangen und Skorpionen. Bereits im Zweiten Weltkrieg gehörte Teebaumöl zur Erste-Hilfe-Ausrüstung aller in den Tropen stationierten britischen und australischen Soldaten. Wie bereits erwähnt, drängten aber die zunächst spektakulären Erfolge der chemisch produzierten Antibiotika in der Nachkriegszeit das Naturheilmittel Teebaumöl in den Hintergrund. Mit unkritischem Enthusiasmus wurden die chemisch synthetisierten Präparate zu Allheilmitteln bei Infektionskrankheiten hochgelobt. Erst nachdem allmählich ihre Nachteile und Nebenwirkungen zutage traten, setzte ein schrittweises Umdenken ein.

Uns ist nicht daran gelegen, die Heilkräfte des Naturheilmittels Teebaumöl in übertriebener und unglaubwürdiger Art darzustellen. Aber einige eindrucksvolle Vor-

züge von Teebaumöl gegenüber den Antibiotika sind
kaum zu widerlegen.

Die vier großen Nachteile der Antibiotika

● Trotz des weltweiten Einsatzes von Antibiotika konnten
die Infektionskrankheiten bis heute nicht ausgemerzt
werden. Alljährlich gehen nach wie vor Grippe- und Er-
kältungsepidemien um, gegen die niemand gewappnet
zu sein scheint.

● Gegenüber anderen vielfältigen Infektionen kann man
mit Antibiotika keine erfolgreiche Prävention betreiben,
beispielsweise gegenüber Bronchitis, infektiöser Arthritis, Akne, Geschlechtskrankheiten, Nieren-, Blasen- und
Harnwegsinfektionen oder den verschiedenen, äußerst
lästigen Pilzinfektionen.

● Viren und Bakterien passen sich den chemisch synthetisierten Mitteln an und werden immun gegenüber Antibiotika beziehungsweise synthetischen antiseptischen
Mitteln. Dies allerdings verschlimmert die Virulenz ge-
wisser Mikroorganismen und macht sie für den Menschen um so gefährlicher.

● Viren, die gegenüber Antibiotika resistent sind, gelten
als besonders starke Krankheitserreger. Man begegnet
ihnen vor allem und gehäuft an den Orten, an denen
man eigentlich Gesundung sucht: in den Krankenhäusern. Diese sind geradezu Brutstätten für die Entwicklung von antibiotikaresistenten Mikroben aller Art.

Auch die genaueste Beachtung von Reinlichkeits- und Hygienemaßnahmen kann aufgrund der hohen genetischen Flexibilität von Bakterien – die unter Streß mutieren – nicht zu deren Ausrottung führen.

Hier nun erweist sich das natürliche Antiseptikum dem synthetisch produzierten als überlegen:

Die wichtigsten Vorzüge von Teebaumöl

- Wegen der komplexen chemischen Struktur von natürlichem Teebaumöl ist es äußerst unwahrscheinlich, wenn nicht unmöglich, daß die Mikroorganismen eine Resistenz dagegen entwickeln. Demgegenüber ist die chemische Zusammensetzung von Antibiotika auf einzelne Substanzen mit relativ einfachen Strukturen beschränkt, was die Resistenzentwicklung natürlich begünstigt.

- Während auf das Abtöten von Bakterien durch synthetisch hergestellte Antibiotika ein verstärktes Wachstum von mutierten Bakterien folgen kann, töten die natürlichen Antibiotika die Bakterien und verhindern anschließend stunden- und sogar tagelang deren Nachwachsen.

- Teebaumöl hat kaum toxische Eigenschaften und ruft keine aggressiven Reaktionen an der Haut hervor.

- Igram geht in diesem Zusammenhang so weit, den Einsatz von natürlichen Antiseptika in der Chirurgie und

im postoperativen Bereich zu fordern, um die in un-
genügender Sterilität begründete hohe Mortalitätsrate
in den USA nach Operationen zu reduzieren[3].

Teebaumöl – sterilisierend und heilend zugleich

Die antiseptischen und fungiziden (pilzabtötenden) Eigenschaften von Teebaumöl machen es zu einem hervor-
ragenden Desinfektionsmittel. Tatsächlich hat sich in
Untersuchungen gezeigt, daß eine verdünnte Teebaumöllösung drei- bis fünfmal so wirkungsvoll ist wie die meisten normalen Desinfektionsmittel, was besonders effektiv bei der Bekämpfung von Krankheitserregern ist.

Nachweislich tötet eine 1:50-Lösung hämolytische
Streptokokken. Untersuchungen von E. H. Holland an der
Australia University in Sydney ergaben, daß in einer
1:200-Lösung fast die Hälfte der im Stuhl enthaltenen
Krankheitserreger getötet wurde; eine höhere Konzentration von Teebaumöl führte zu beinahe vollständiger Sterilität. Wegen seiner einzigartigen Fähigkeit, in organische
Stoffe einzudringen – die im Stuhl in großer Menge enthalten sind –, verfügt das Teebaumöl über eine so starke
antibakterielle Kraft.

Auch in Eiter und Blut, die ebenfalls hohe Anteile an organischen Stoffen transportieren, wirkt Teebaumöl sterili-
sierend, daher ist es ein wirkkräftiges Naturheilmittel.

Mit der sterilisierenden Wirkung geht eine sichtbar heilende einher. Bereits 1930 berichtete das Medical Journal
of Australia über beschleunigte Wundsterilisation, weniger Komplikationen und eine erhöhte Heilungsrate beim

3 Cass Igram, D. O.: Killed
on Contact. The Tea Tree
Oil Story: Nature's Finest
Antiseptic, Cedar Rapids,
Iowa 1992, S. 12

Einsatz von Teebaumöl, das im Gegensatz zu den bekannten Desinfektionsmitteln wie etwa Jod und Hexachlorophen nur minimale Nebenwirkungen auf die Haut hat. Im Gegenteil scheint sich Teebaumöl auf die Haut positiv auszuwirken und besonders schnelle Heilerfolge zu fördern.

Dennoch möchten wir an dieser Stelle betonen, daß man nicht leichtfertig mit diesem Heilmittel umgehen sollte. Alle antiseptischen Mittel greifen die Schleimhäute an. Als antiseptisches Heilmittel sollte man Teebaumöl nur äußerlich anwenden und die innerliche Anwendung möglichst vermeiden. Wird Teebaumöl in Ausnahmefällen doch einmal innerlich angewendet, setzt dies kompetente Beobachtung voraus.

● Teebaumöl darf nicht in die Augen kommen. Falls dies doch geschieht, waschen Sie die Augen lange unter fließendem Wasser aus.

● Teebaumöl sollte von Kindern ferngehalten werden.

● Teebaumöl sollte nicht in Plastikbehältern aufbewahrt werden, sondern am besten in einer getönten Glasflasche an einem kühlen Ort.

● Teebaumöl sollte nicht mehr verwendet werden, wenn die Flüssigkeit in der Flasche sedimentiert, trüb wird, sich stark gelb verfärbt oder einen «verbrannten» oder scharfen Geruch annimmt.

Achtung

● Wegen des niedrigen Flammpunktes von Teebaumöl (ca. 58 °C) sollte ein mit Teebaumöl getränkter Lappen, Wattebausch o. ä. nach Benutzung
nicht in der Sonne liegen bleiben, da es unter
ungünstigen Umständen zu einer Selbstentflam-
mung kommen kann. Entweder in der Mülltonne
oder in einem verschlossenen Behälter entsorgen,
kühl halten.

Teebaumölmischungen

Teebaumöl wird im medizinischen Bereich verschiedentlich unverdünnt verwendet. In vielen anderen Fällen aber reichen wenige Tropfen aus, die anderen Präparaten hinzugefügt werden.

Man kann Teebaumöl gut mit anderen Ölen mischen und dann als Körperöl zur täglichen Pflege oder zur Massage benutzen. Wenn Sie sich selbst eine Ölmischung zubereiten möchten, sollten Sie bei der Entscheidung die besonderen Eigenschaften der folgenden ätherischen Öle beachten:

Mandelöl ist als leichtes, kaltgepreßtes Naturöl auch für empfindliche Hauttypen sowie für Babyhaut gut geeignet. Deshalb ist es besonders häufig in Babyartikeln der Naturkosmetik enthalten. Es wird schnell von der Haut aufgenommen und vermittelt ein angenehmes Gefühl.

Avocadoöl ist ein fettes Öl mit einem besonders hohen Anteil von Vitamin A und E, das sich sehr gut für trockene und empfindliche Haut eignet. Obwohl von hohem Fettanteil, oxidiert es auf der Haut nicht, da Vitamin E als natürliches Antioxidant wirkt und außerdem verhindert, daß das Öl ranzig wird.

Weizenkeimöl ist etwas «leichter» als Avocadoöl. Auch bei diesem Öl, das relativ viele ungesättigte Säuren enthält, sorgt der hohe Anteil an Vitamin E für Stabilität, wenn es auch nicht so lange haltbar ist wie etwa Avocadoöl. Wegen seiner eingeschränkten Haltbarkeit wird dieses wunderbare Öl selten in industriell hergestellten Kosmetika verwendet.

Auch **Walnußöl** ist ein angenehmes Öl mit ähnlichen Eigenschaften wie Mandelöl, wenn auch nicht so bekannt. Man kann es hervorragend in Shampoos und Duschgels mischen.

Am besten eignet sich unserer Meinung nach das **Jojobaöl** zum Mischen. Eigentlich ist es gar kein ätherisches Öl, sondern ein flüssiges Wachs, das daher auch nicht ranzig werden kann. Es zieht sehr gut in die Haut ein, ohne die Poren zu verstopfen, wie dies etwa bei Bienenwachs der Fall ist. Ein weiterer Vorteil besteht darin, daß es nicht oxidiert, also auch bei Anwendung über einen längeren Zeitraum hinweg auf der Haut keinen Juckreiz hervorruft. Der einzige Nachteil ist, daß es nicht so viele Vitamine enthält. Allerdings wird unter Dermatologen immer wieder kontrovers darüber diskutiert, ob die Haut überhaupt von außen Vitamine aufnimmt.

Man kann auch sehr gut mehrere verschiedene Öle miteinander mischen. Empfehlenswert ist ein Gemisch aus Jojoba-, Mandel- und Teebaumöl (letzteres nur tropfenweise), oder Jojoba-, Avocado- und Teebaumöl.

Ein wunderschönes, ebenfalls aus Australien stammendes Öl ist **Macadamianußöl**. Macadamia ist die Königin der Nüsse, leider kostet sie allerdings auch einen besonderen Preis. Macadamianußöl läßt sich hervorragend mit Jojoba-, und Teebaumöl mischen.

Mit Ausnahme von Avocadoöl sollte man fette Öle, zum Beispiel Olivenöl meiden, da sie auf der Haut oxidieren und Juckreiz hervorrufen.

Will man **Teebaumöl in Wasser** auflösen – etwa für Spülungen –, braucht man einen Lösungsvermittler. Teebaumöl läßt sich recht gut in lauwarmer Milch oder in Sahne emulgieren, wobei die Mischung aber nicht über 30 Grad erhitzt werden sollte. Nachdem sie wieder erkaltet ist, kann man sie in handwarmes Wasser füllen und hat damit ein denkbar gutes wasserlösliches Teebaumöl. Es gibt zwar auch ein **wasserlösliches Teebaumöl** auf dem Markt, aber unserer Meinung nach ist dieses Produkt zur Zeit angesichts der nur zu 15 Prozent enthaltenen Teebaumöl- und zu ein bis zwei Prozent beigegebenen pflanzlichen Emulgatoren zu teuer: Der Rest von über 80 Prozent ist reines Wasser.

Die **Emulgation in Milch** ist eine einfache, saubere und zweckmäßige Lösung, deren Vorbereitung höchstens fünf bis zehn Minuten dauert. Eine Spülung mit auf diese Weise in Wasser aufgelöstem Teebaumöl eignet sich sehr gut als Mittel gegen Soore, für Mund- und Vaginalspülungen sowie Sitzbäder. Man kann es sogar in Inhaliergeräten verwenden, da in Milch und Wasser gelöstes Teebaumöl eine besonders hohe Wirkkraft besitzt.

Teebaumöl läßt sich übrigens auch mit **Seifen** aller Art emulgieren; deshalb ist die Bandbreite der Herstellungsmöglichkeiten für desinfizierende Wasch- und Reinigungsmittel auch so groß.

Der medizinische Einsatz von Teebaumöl

Teil II

Dank seiner besonderen antibakteriellen, antiviralen und antimykotischen Eigenschaften wirkt Teebaumöl nachhaltig wohltuend bei körperlichen Beeinträchtigungen und Krankheiten, die durch Bakterien, Viren, Verunreinigungen aller Art und Pilzbefall bedingt sind. Bei Atemwegserkrankungen verhilft das in heißem Wasser aufgelöste Öl (zur Emulgation siehe Seite 52) bei Inhalationen zu schneller Besserung. Dank seiner Fähigkeit, durch die Haut in das darunter liegende Gewebe einzudringen, heilt das einmassierte, unter Umständen mit anderen natürlichen Ölen vermischte Teebaumöl Blutergüsse, Stauchungen, Prellungen, Muskelkater und -zerrungen, und es verschafft sogar bei Knochengelenkserkrankungen wie Arthrose Linderung.

Während die Schulmedizin gegen Krankheiten in der Regel Mittel einsetzt, die bei wiederholter Einnahme starke Nebenwirkungen hervorrufen – wie etwa ein gegen Akne verordnetes Antibiotikum –, können die natürlichen Antiseptika bedenkenlos auch über längere Zeiträume angewendet werden. Im Gegenteil: Gerade die langfristige und konsequente Anwendung von Naturheilmitteln ist meistens eine wichtige Voraussetzung für ihren Nutzen. Im Falle von Teebaumöl allerdings tritt Besserung, sogar Heilung, ungewohnt schnell ein.

Anwendungsbereiche
des Teebaumöls

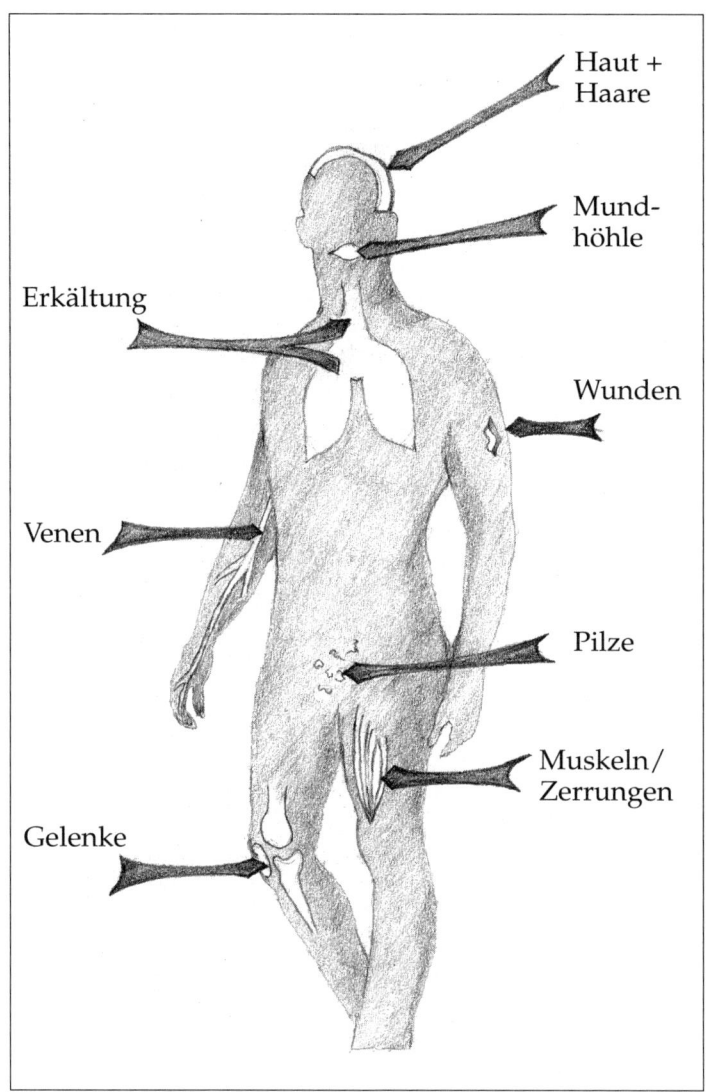

Haut +
Haare

Mund-
höhle

Erkältung

Wunden

Venen

Pilze

Muskeln/
Zerrungen

Gelenke

Zahlreiche medizinische Untersuchungen an Universitäten und Kliniken zum Einsatz von Teebaumöl bei diversen Leiden sind wissenschaftlich dokumentiert. Im folgenden beziehen wir diese Untersuchungsergebnisse in unsere Darstellung mit ein.

Wir möchten allerdings eindringlich daran erinnern, daß eine laienhafte Behandlung vorhandener Symptome auf groben Fehleinschätzungen und Irrtümern basieren kann und oftmals mehr Schaden als Nutzen bewirkt – auch dann, wenn man bei der vermeintlichen «Behandlung» des Übels zu Naturheilmitteln greift. Auch wenn Teebaumöl ein geradezu universelles Antiseptikum ist, das sich bei fast allen Infektionskrankheiten heilbringend anwenden läßt, sollten Sie die auftretenden Krankheitssymptome zunächst durch einen Fachmann untersuchen lassen. Holen Sie unbedingt erst eine professionelle Diagnose ein, bevor Sie sich selbst therapieren.

Erkrankungen der Haut

Der Hinweis auf eine sorgfältige Diagnose ist ganz besonders bei allen Beschwerden an unserer Haut angebracht, denn viele ernsthafte Erkrankungen kündigen sich durch eine schlecht durchblutete, blasse oder graue Hautfarbe an, darunter Blutarmut, Kreislaufschwäche, mitunter sogar Krebs.

Die Haut – das größte Reinigungsorgan

Unsere Haut ist das größte Ausscheidungsorgan des Körpers. Nicht nur über Darm und Nieren entgiften wir uns, sondern auch über die Haut. Eigentlich sollte man gar nicht entsetzt sein über neue Pickel, Bläschen, Furunkel oder andere Hautveränderungen, denn im Grunde zeigen sie, daß der Körper auf Vergiftungen und ihn belastende Schadstoffe gesund reagiert: Er scheidet sie über die Haut aus. Pickel sind somit meistens Ausdruck eines inneren Reinigungsprozesses.

Bereits die Ägypter wußten um die Bedeutung der Haut als Reinigungsorgan. Eines ihrer Behandlungsmittel bei unreiner Haut war Rizinusöl: Hier wurde berechtigterweise ein Zusammenhang zwischen Darmträgheit und vermehrter Entgiftung über die Haut postuliert.

Um gesund zu bleiben, sollte man seinem Körper die Möglichkeit geben, seine Entschlackungsstrategien ungehindert ins Werk zu setzen. Fettpolster beispielsweise

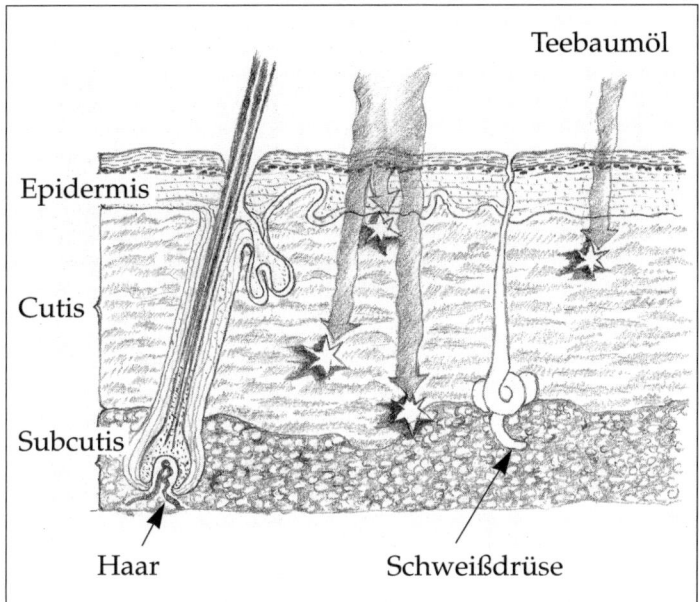

Teebaumöl

Epidermis

Cutis

Subcutis

Haar   Schweißdrüse

Wirkung des Teebaumöls
in der Haut

behindern die Ausscheidung von Giftstoffen durch die Haut. Regelmäßiges Schwitzen unterstützt dagegen den Körper darin, seine Gesundheit selbst zu erhalten. Wir müssen natürlich auch für eine gesunde Durchblutung ebenso wie für richtige Ernährung sorgen, wenn wir unsere Haut – und mit ihr unseren Körper – pflegen wollen.

Akne

Akne entsteht aufgrund hormoneller Umstellungen im Körper; besonders für Jugendliche wird sie oft zur Plage, die trotz unterschiedlichster hautärztlicher und kosmetischer Unterstützung nicht in den Griff zu bekommen ist. Teilweise wird sie durch die Verstopfung und anschließende Entzündung der Hauttalgdrüsen hervorgerufen, die es in großer Anzahl im Gesichts-, Hals- und oberen Rückenbereich gibt.

TTO kontra Akne – ein klinischer Test

Gegen Akne wurden viele Therapien entwickelt, darunter solche mit Einsatz von antiseptisch wirkenden Salben, Gesichtsmasken, Sauerstoffbehandlungen und Antibiotika. Als besonders wirkungsvoll gilt im allgemeinen die Behandlung mit Benzoylperoxid. Am Royal Prince Alfred Hospital im australischen Neusüdwales wurde eine vergleichende Reihenuntersuchung an insgesamt 124 Akne-Patienten zwischen zwölf und 35 Jahren durchgeführt, die – nach dem Zufallsprinzip aufgeteilt – je zur Hälfte mit Benzoylperoxid und mit Teebaumöl behandelt wurden. Beide Mittel wurden mit fünfprozentigem Anteil in Wasser beziehungsweise Gel verteilt und parallel über einen Zeitraum von drei Monaten angewendet, ohne daß die Teilnehmer wußten, womit sie behandelt wurden.

Die Untersuchung erbrachte für beide Präparate gleich positive Heilergebnisse. Beide Mittel führten innerhalb weniger Wochen zu einer Reduzierung der bei Akne üblichen Hautinfektionen. Allerdings trocknete die Haut bei den Benzoylperoxid-Patienten schneller und krasser aus als bei der Teebaumöl-Kontrollgruppe. 79 Prozent der mit Benzoylperoxid Behandelten klagten über Nebenwirkungen wie Hauttrockenheit, Juckreiz, Brennen oder Hautrötungen, während nur 44 Prozent der mit Teebaumöl behandelten Patienten solche Symptome aufwiesen. Allerdings dauerte es hier länger, bis sich Erfolg einstellte.[4]

Im Ergebnis also erbrachte diese Untersuchung, daß Teebaumöl in seiner Heilwirkung bei Akne dem besten herkömmlichen Behandlungsmittel nicht nachsteht, sondern im Gegenteil weniger unangenehme Nebenwirkungen und insgesamt eine bessere Hautverträglichkeit aufweist. Schließlich stellt sich auch die Frage, um wieviel effektiver die Behandlung mit Teebaumöl bei einer höheren Konzentration gewesen wäre. Da uns einige Fälle erfolgreicher Behandlung von Akne mit reinem Teebaumöl bekannt sind, wäre es interessant, wenn die Studie mit einem höheren Teebaumölanteil im verwendeten Präparat wiederholt würde.

Herkömmlichen Anti-Akne-Mitteln überlegen

Nach sorgfältiger Reinigung des Gesichts mit warmem Wasser sollte man morgens und abends auf die betroffenen Stellen eine teebaumölhaltige Salbe auftragen.

Bekanntlich spielt beim Auftreten der Akne die Ernährung eine wichtige Rolle. Man sollte sich ärztlichen Rat hinsichtlich einer speziellen Diät einholen, die aus tiereiweißfreier Vollwertkost besteht. Auch muß man auf Alkohol und Nikotin verzichten und Süßigkeiten meiden.

Empfohlene Behandlung bei Akne

4 Ingrid B. Bassett, Debra L. Pannowitz, Ross St. C. Barnetson: «A comparative study of tea-tree oil versus benzoylperoxide in the treatment of acne», in: The Medical Journal of Australia, vol. 153, October 5, 1990

Teebaumöl lindert Akne

Telefonisch bedankte sich kürzlich eine 26jährige Frau aus Essen, die sich Teebaumöl hatte zusenden lassen. Diese Frau litt unter extremer Akne: Die Pusteln waren dick vereitert und sehr schmerzempfindlich, und die Narben waren deutlich sichtbar, teilweise von auffälliger Lilarot-Färbung. Nach einwöchiger, mehrmals täglich wiederholter Behandlung der Pusteln mit auf Wattestäbchen aufgetragenem unverdünntem Teebaumöl waren Juckreiz und Schmerzempfindlichkeit an den betroffenen Stellen herabgesetzt und die Eiterpickel spürbar zurückgegangen. Zusätzlich hatte sie auf unser Anraten ihrem abendlichen Gesichtswaschwasser, das aus einem milden naturkosmetischen Duschgel auf Pflanzenbasis bestand, fünf bis zehn Tropfen Teebaumöl hinzugefügt. Von dieser Essenz löste sie einen Teelöffel in warmem Wasser auf und wusch sich damit das Gesicht. Anschließend behandelte sie die entzündeten Hautstellen nochmals einzeln mit unverdünntem Teebaumöl. Nach ungefähr einer Woche hatte sich ihre Gesichtshaut soweit geklärt, daß der fünfjährige Sohn der Frau – zu deren großer Freude – bemerkte, sie habe ja gar keine Pickel mehr. Nach zwei bis drei Wochen war auch die lilarote Färbung zugunsten einer normalen Gesichtsfarbe verschwunden. Nach vier Wochen waren sogar die Narben schwächer geworden. Für die junge Frau, die wegen ihres entstellten Gesichts unter großem psychischem Druck gelebt hatte, waren diese Verbesserungen doppelt hilfreich, denn endlich litt sie nicht mehr unter Angst- und Schamgefühlen, wenn sie unter Menschen ging.

In dem Telefongespräch riet Michael Diedrich der Frau, zusätzlich zur Benutzung von Teebaumöl einen Arzt oder Ernährungsberater zu konsultieren, damit sie eine die Behandlung sinnvoll ergänzende Diät einhalten könne.

Die 14jährige Melanie aus Rendsburg liebt Pommes frites und Hamburger – und hat Akne. Ihr Gesicht ist mit Pusteln übersät, die sie häufig ausdrückt, so daß dann auch noch Lymphflüssigkeit austritt. Melanie wusch sich das Gesicht mit Seife. Nachdem ihr klargemacht werden konnte, daß normale Seife die Poren häufig noch weiter verstopft, benutzte sie ausschließlich die von Diedrich hergestellte Teebaumölseife. Zusätzlich behandelte sie ihr Gesicht mit unverdünntem Teebaumöl.

Melanies Haut ist nach einem halben Jahr schon sehr viel reiner geworden, auch wenn sie weiterhin unter der Akne leidet. Höchstwahrscheinlich trägt die katastrophale Ernährung, an der sie bisher nichts geändert hat, mit die Verantwortung dafür.

Ein Anwender von Teebaumöl aus Passau mußte länger auf eine verzögerte Lieferung warten. Da er das Mittel wegen seiner Akne ständig brauchte – nachdem er sie kurzfristig nicht mehr behandelte, wurde sie wieder stärker –, kaufte er zwischenzeitlich ein anderes Fabrikat, ohne damit jedoch die gleiche Wirkung erzielen zu können. Eine mögliche Erklärung liegt darin, daß er sonst immer Öl aus kontrolliert biologischem Anbau oder aus der Wildsammlung angewendet hatte und daß dieses über eine deutlich stärkere Heilkraft verfügt als die Öle anderer Qualitätsstufen.

Rezepturen gegen Akne

Zum Abschluß dieses Themas möchten wir zwei Rezepturen gegen Akne empfehlen, die sich sogar auch in schweren Fällen bewährt haben:

Gesichtscreme

Mischen Sie zwei bis drei Tropfen Teebaumöl in einem kleinen Tiegel mit einer im Naturkosthandel gekauften guten Tagescreme (ein Zuckerlöffel). Wichtig ist, daß die Tagescreme rein pflanzlicher Herkunft ist. Sie darf kein Lanolin oder Kollagen enthalten. Außerdem sollte sie nicht zu fett oder reichhaltig sein. Es sollten möglichst keine oder nur wenige weitere Geruchsstoffe oder Parfümierungen in der Creme sein. Stoffe wie Orangen-, Limetten- oder Zitronen- oder auch Lavendelöl können die Haut reizen. Wegen seines hohen Cineol-Gehalts sollte auch Cajeputöl nicht verwendet werden, da es die Haut reizen kann. Ebenso ist vor Bienenwachs als Bestandteil einer Aknecreme zu warnen, da es die Poren verstopfen kann. Hingegen ist Nachtkerzenöl als Bestandteil sehr zu empfehlen.

Tragen Sie diese Creme zweimal täglich dünn auf. Waschen Sie abends zuvor gründlich das Gesicht mit warmem Wasser, in dem Sie etwas Teebaumölduschgel (oder ein gutes pflanzliches Duschgel mit einigen zugefügten Tropfen Teebaumöl) auflösen. Die Creme sollte übrigens unbedingt aus einer Tube kommen, da in den offenen Cremes aus den handelsüblichen Tiegeln die Verkeimungsgefahr größer ist.

Gesichtswasser

Geben Sie drei bis fünf Tropfen Teebaumöl auf einen Eßlöffel kosmetisches Wasser, das in einem Laden für Kosmetik zum Selbermachen – etwa «Kosmetik-Basar», von denen es in Deutschland ca. 45 Läden gibt – oder im Versand erhältlich ist. Reinigen Sie mit dieser Flüssigkeit, die Sie auf ein sauberes Kosmetiktuch geben, Ihr Gesicht. Watte ist in diesem Fall nicht zu empfehlen, da sie Fasern auf der Haut hinterlassen kann. Wattepads sind wegen ihrer höheren Festigkeit besser geeignet.

Schnitt- und Schürfwunden

Schon vor langer Zeit wurden Schnitt- und Schürfwunden von den im Bungawalbyn Creek ansässigen Bundjalung-Aborigines mit Teebaumblättern behandelt. Diese Eingeborenen waren in den Sumpfgebieten im nordöstlichen Neusüdwales beheimatet. Dort gedeiht *Melaleuca alternifolia* besonders gut. So waren sie natürlich bestens mit den Heilkräften dieser Pflanze vertraut. Sie zerrieben ihre Blätter und verteilten sie auf Schürf- und Schnittwunden. Anschließend bedeckten sie die Wunden mit warmen Schlammpackungen.

Auch bei uns kann das Teebaumöl eine hervorragende erste Hilfe leisten. Ob es sich um die alltäglich vorkommenden kleineren Verletzungen der Kinder handelt, um aufgeschlagene Knie und vom Spiel in Bäumen und Sträuchern mitgebrachte Schrammen oder um die bei Küchen- oder Gartenarbeit zugezogenen Schnitte und Kratzer: Auf die Wunden aufgetragenes Teebaumöl lindert schnell den Wundschmerz und desinfiziert nachhaltig. Stark blutende Wunden sollten erst ausbluten, auch dies wirkt reinigend, da Schmutzteile so aus der Wunde herausgeschwemmt werden. Verbleibende Splitter lassen sich vorsichtig herausziehen.

Teebaum lindert Wundschmerz und desinfiziert

Während die meisten anderen antiseptischen Mittel, die auf offene Wunden aufgetragen werden, den Schmerz zunächst vergrößern, wirkt Teebaumöl lindernd. Aufgrund seiner Fähigkeit, organisches Gewebe zu durchdringen, wirkt Teebaumöl bei der Wundbehandlung nicht nur auf der Hautoberfläche, sondern beseitigt auch in der Tiefe der Wunde Eiter und Schmutz. Somit hilft es, das Hautgewebe wiederherzustellen. Hierbei wird es durch seine Fähigkeit unterstützt, verstärkt frisches Blut durch die Haargefäße an die Wunde zu führen, was zusätzlich die Heilung beschleunigt.

Empfohlene Wundbehandlung

Bei kleineren Verletzungen streicht man die Wunde mit einigen Tropfen unverdünnten Teebaumöls aus. Ist bei größeren Verletzungen ein Wundverband erforderlich, so kann man die Wunde mit einer zehnprozentigen Teebaumöllösung auswaschen, und anschließend einen Wundverband anlegen, der in eine 2,5prozentige Teebaumöllösung getaucht war. Diesen Verband sollte man täglich erneuern.

Sollte es bei größeren Verletzungen trotz der Behandlung mit Teebaumöl zu einer Entzündung oder zu Wundbrand kommen, muß man natürlich schnell einen Arzt aufsuchen. Das gilt ebenso für den Fall, daß eine Wunde so groß ist, daß sie genäht oder geklammert werden muß. Aber auch in diesen ärztlich zu behandelnden Fällen unterstützt und beschleunigt die anschließende Anwendung von Teebaumöl auf Wunden und Narben den Heilungsprozeß.

Auf einer mehrtägigen Wanderung durch die schottischen Highlands verletzte sich Anne Simons vor einigen Jahren an einer geöffneten Konservendose, durch deren gezackten Kappenrand sie sich eine bis auf den Knochen klaffende, heftig blutende Wunde unterhalb des Daumens zuzog. Unglücklicherweise war in die Wunde noch schmutziges Spülwasser eingedrungen. Ärztliche Versorgung war fernab von einer Ortschaft nicht möglich. Zufällig gehörte zu Anne Simons' Gruppe ein junger weißer Australier, der ein Fläschchen Teebaumöl in seinem Wandergepäck hatte. Er spülte die Wunde vorsichtig mit Wasser aus und träufelte dann Teebaumöl hinein. Sodann wurde ein fester Verband um das Handgelenk gelegt.

Obwohl der Wundschmerz so groß war, daß Anne Simons in der Nacht kaum schlafen konnte, zeigte sich am nächsten Morgen, daß die Wunde sich in der Nacht bereits geschlossen hatte. Die Teebaumölbehandlung wurde wiederholt und der Verband erneuert. Anne Simons konnte die Wanderung bis zum Ende mitmachen. Weder war die Wunde genäht oder geklammert worden, noch hatte sie sich entzündet. Auch ging der Schmerz nach kurzer Zeit zurück. Heute erinnert nur noch eine winzige Narbe an den Unfall, der durchaus zu infektiösen Komplikationen hätte führen können.

Eine Mutter beschreibt, wie sie eine tiefe Schnittwunde, die sich ihr sechsjähriger Sohn mit einer Schere zugefügt hatte, dreimal täglich mit Teebaumöl

Teebaumöl bei Schnitt- und Schürfwunden

bestrich. Bereits am fünften Tag war die Wunde geheilt, die Kruste fiel ab und hinterließ keine Narbe.

Ein befreundeter Gitarrist, der in einer Band spielte, rief uns verzweifelt an. Er hatte sich an einer Glasscherbe den rechten Zeigefinger geschnitten. Die Wunde ging zu drei Vierteln um den Finger herum und war offenbar sehr tief. Da er vier Tage später einen für ihn wichtigen Auftritt mit seiner Band haben sollte, weigerte er sich beharrlich, die Wunde nähen zu lassen, obwohl seine Frau, eine Krankenschwester, ihn heftig dazu drängte. Er aber blieb stur, holte sich bei Michael Diedrich telefonischen Rat ein und behandelte die Wunde mit Teebaumöl: Er ließ sich die Wunde mit einem durchlässigen Stoffpflaster verbinden und tauchte dann den ganzen Finger in Teebaumöl ein, so daß der Verband richtig damit getränkt war. Am nächsten Tag wurde der Verband um den Finger gewechselt und anschließend wieder in Teebaumöl gehalten, und zwar mehrmals täglich.

Nach vier Tagen war der Finger zwar immer noch verbunden, aber der Patient konnte auf seinem Konzert Gitarre spielen. Es hatte sich kein Eiter gebildet, und nach einer Woche konnte der Verband entfernt werden. Heute sieht man nur noch eine schwache Narbe von einem halben Zentimeter Länge.

Die Erfahrung unseres Freundes wurde uns von verschiedenen Seiten bestätigt, so daß man verallgemeinernd bei Schnittwunden empfehlen kann, Teebaumöl unverdünnt auf die Wunde aufzutragen oder die betroffene Stelle darin zu baden.

Bißverletzungen

Einen besonderen Fall der Hautwunden stellt die – meist durch Hunde verursachte – Bißverletzung dar. Hunde-bisse sind nicht ungefährlich, da sie häufig zu Infektionen führen und selbst bei bestehendem Tetanus-Impfschutz gefährlich und schmerzhaft sein können. Die scharfen Tierzähne dringen tief in die Haut ein, so daß die Verlet-zung bis in den Muskel hineinreichen kann, in den die pa-thogenen Keime gelangen. Eine Heilung ist schwierig und langwierig, zumal man mittlerweile im Fall von Hunde-bissen eher aufs Nähen verzichtet, um das Risiko einer In-fektion unter der Haut zu vermeiden.

Für das Opfer eines Hundebisses ist Teebaumöl ein Segen: Es tötet alle Krankheitserreger auch in der Tiefe der Wunde und sorgt für schnelle Heilung. Bringen Sie das Teebaumöl einige Tage lang mehrmals täglich auf die Wunde auf, und fahren Sie mit der Behandlung einmal am Tag fort, bis die Wunde vollständig geheilt ist.

Empfohlene Behandlung von Bißwunden

Schuppenflechte

Psoriasis (Schuppenflechte) ist eine Hautkrankheit, von der zwei bis drei Prozent der westlichen Menschen betrof-fen sind. Es handelt sich hierbei um eine chronische – wenngleich ungefährliche – Hautkrankheit, die in Gestalt kleiner, schuppender, leicht entzündlicher Hautrötungen unter den Kopfhaaren, an den Beinen und Unterarmen und an Knie- und Ellbogengelenken auftritt und sich durch lästiges Jucken bemerkbar macht.

Das wirklich Unangenehme an dieser Krankheit ist, daß eine Schuppenflechte mit ihren abstoßend häßlichen Verkrustungen dazu führt, daß andere Menschen sich ekeln, vor Ansteckung fürchten und sich zurückziehen. Der Psoriatiker ist somit permanent Ablehnung ausgesetzt.

Gegen diese Krankheit gibt es kein eindeutig wirkungsvolles Heilmittel, da sie sehr unterschiedliche Ursachen haben kann und entsprechend individuelle Behandlung erfordert. Unterschiedliche Erfolge verzeichnen die vielfältigen Behandlungsmethoden, die bisher ausprobiert wurden, etwa mit Vitamin-D-Kuren oder Fischöl, mit Salicylsäure, Kortison oder UV-Bestrahlungen.

Um es gleich klarzustellen: Auch Teebaumöl ist kein Heilmittel gegen die Schuppenflechte. Aber es lindert bei psoriatischen Wundstellen die Hautreizung und hemmt die Entzündung, hilft gegen den Juckreiz und beschleunigt den Heilungsprozeß, wenn nach sorgfältig recherchierter Diagnose eine Behandlung mit UV-Bestrahlung oder eine psychotherapeutische Behandlung erfolgt.

Empfohlene Behandlung bei Schuppenflechte

Eine fünfprozentige Mischung aus Teebaumöl in einem anderen leichten Öl (Jojoba-, Mandel- oder Weizenkeimöl) zweimal täglich auf die betroffenen Stellen reiben; nachts zusätzlich Teebaumölsalbe anwenden.

Teebaumöl lindert Schuppenflechte

Ein Nachbar von Michael Diedrich leidet seit seiner Kindheit an Psoriasis, gegen die kein Mittel und keine Therapie durchgreifend helfen konnte. Ihm waren unterschiedliche Salben und Präparate verschrieben worden, darunter teerhaltige, in besonders schlimmen Stadien der Krankheit auch kortisonhaltige Salben. Im Sommer konnte er keine kurzen Hosen tragen, da die braunen, schmierigen Salben die Beine verunstalten und zudem übel riechen. Im Laufe der Zeit probierte Michael Diedrich verschiedene Teebaumöllotionen an dem geplagten Nachbarn aus.

Am erfolgreichsten war eine Lotion aus Jojobaöl mit einem fünfprozentigen Teebaumölzusatz. Auch wenn die Schuppenflechte nicht überwunden ist, konnten doch der Juckreiz beseitigt und die meisten offenen Hautstellen geheilt werden. Besonders wichtig ist es für den Patienten, daß seine Beine nicht mehr nach Teer riechen und er im Sommer kurze Hosen tragen kann. Er kann jetzt auf Kortisonsalben verzichten und fühlt sich viel gesünder. Seine Lebensqualität ist durch die Anwendung von Teebaumöl deutlich gestiegen.

Neurodermitis

Neurodermitis (endogenes Ekzem) ist eine in heutiger Zeit sich dramatisch ausbreitende Krankheit, unter der Erwachsene, aber auch schon ganz kleine Kinder zu leiden haben. Wie bei der Schuppenflechte gibt es bislang kein allgemeingültiges Mittel, mit dem man diese in unterschiedlichen Schweregraden auftretende Krankheit bekämpfen kann. Sie äußert sich durch starken Juckreiz, der häufig dazu führt, daß man sich die Haut blutig kratzt, was wiederum Infektionen nach sich zieht und so einen Teufelskreislauf in Gang setzt. Über die Ursachen von Neurodermitis herrscht keine Einigkeit. Sie wird häufig mit Asthma und Heuschnupfen zu einer Gruppe zusammengefaßt. So gibt es einen Erklärungsansatz, demzufolge sie eine multiple Allergie sei, also nicht durch ein eindeutig identifizierbares Allergen, sondern durch wechselnde allergieauslösende Faktoren hervorgerufen werde – eine Allergie, bei der es keine konsequente Kette zwischen einem Allergen einerseits und der allergischen Reaktion andererseits gebe.

Dem steht ein Erklärungsansatz gegenüber, der Neurodermitis nicht als Allergie sieht. Neurodermitiker können zwar, müssen aber nicht Allergiker sein. Das psychische Moment spielt darüber hinaus eine große Rolle.

Zur Therapie gehört in fast jedem Fall eine konsequente Diät, die besonders kleinen Kindern schwer zu erklären und für sie noch schwerer durchzuhalten ist. Süßigkeiten, Zucker, gebratenes Fett (zum Beispiel Pommes frites), Salz, Gewürze und Schweinefleisch sind zu meiden, ebenso Farbstoffe und Konservierungsmittel, sogar in manchen Fällen Milch. Statt dessen sollte man Vollwertkost bereiten, bestehend aus Gemüse, Obst, Vollkornbrot, Joghurt und magerem Fleisch. In schweren Fällen oder bei phasenweise auftretenden Attacken wird Kortison verabreicht, das auf Dauer zu verheerenden Nebenwirkungen führen kann, besonders, wenn es nicht nur auf die Haut aufgetragen, sondern zusätzlich gespritzt wird.

Da Neurodermitis eine individuelle Krankheit ist und bei fast jedem Betroffenen eine jeweils eigene Ausprägung und Charakteristik hat, kann es hier keine allgemeine Regeln geben. Jeder muß für sich herausfinden, wie er diese bisher unheilbare, unberechenbare Krankheit am besten in den Griff bekommt. Dabei können neben Ernährungsumstellung, Vermeidung von bestimmten Stoffen und medikamentöser Behandlung auch autogenes Training oder ähnliches sehr hilfreich sein. Grundsätzlich gilt, daß statt Seife alkalifreie Seifen-Ersatzmittel benutzt werden sollten. Verzichten Sie auf Wäschespülmittel. Tragen Sie keine Kleidung aus Wolle oder Perlon (oder einem anderen Kunststoff) direkt auf der Haut, sondern Baumwolle oder Seide. Die Schuhe sollten nicht hoch und dicht schließen, sondern offen oder Halbschuhe sein, die Strümpfe aus reiner Baumwolle. Um den Juckreiz nicht unnötig zu fördern, sollte die Raumtemperatur nicht mehr als 20 °C betragen.

Uns sind einige Fälle bekannt, in denen sich Teebaumöl als ein Naturheilmittel bewährt hat, das zwar die Krankheit nicht überwinden, aber den fürchterlichen Juckreiz stillen und den Betroffenen somit enorme Erleichterung verschaffen konnte.

Teebaumöl lindert den Juckreiz

Eine Mutter aus München, die ebenso wie ihr achtjähriger Sohn von Neurodermitis betroffen ist, erklärte uns ausführlich, welche Erfahrungen sie mit den verschiedensten Behandlungsmethoden bei Neurodermitis gemacht hat. Sie ist als aktives Mitglied der Arbeitsgemeinschaft Allergiekrankes Kind (AAK) bestens über die unterschiedlichen Therapiemodelle informiert. Als sie vor sechs Monaten Teebaumöl kennenlernte, trug sie es unverdünnt auf die juckende Haut auf – sie stuft sich selbst als «mittelschweren» Fall ein. Aufgrund böser Überraschungen, die sie mit

Neurodermitis

neuen Präparaten zuvor schon erfahren hatte, war sie
zunächst skeptisch. Aber sie hat mit Teebaumöl bei
sich und ihrem Sohn sehr gute Erfahrungen gemacht,
die sie weiterempfehlen möchte:

Das pur auf die Haut aufgetragene Öl lindert den
Juckreiz, wodurch blutiges Aufkratzen verhindert
wird. Die Frau ist besonders froh darüber, den sonst
gegebenen Teufelskreis mit Hilfe von Teebaumöl
durchbrochen zu haben, da seine entzündungshem-
mende Wirkung Infektionen verhindert. Leichten bis
mittelschweren Attacken konnte sie bisher erfolgreich
mit Teebaumöl begegnen, ohne zu schweren Medikamenten greifen zu müssen.

Abszesse

Abszesse sind durch Staphylokokken oder Streptokokken
hervorgerufene Infektionen. Sie äußern sich in unansehn-
lichen und schmerzhaften eitrigen Hautbeulen an behaar-
ten Körperteilen bzw. dort, wo die Haut stark durch Reibung beansprucht ist, wie in den Achselhöhlen, an der
Innenseite des Oberschenkels, an Nacken und Gesäßfal-
ten. Aber auch im Gesicht – auf der Wange oder in der Na-
senhöhle – können diese Beulen auftreten, die zunächst als
kleine, juckende Hautrötungen erscheinen und im Laufe
eines Tages anschwellen, da sie sich mit Eiter füllen. Nach
einigen Tagen öffnen sich die Pusteln, und mit dem Austreten des Eiters beginnt die Heilung.

Eitrige Pusteln um einen Haarbalg herum, sogenannte

Furunkel, können in Gruppen auftreten, wobei die einzelnen Beulen miteinander durch wuchernde Eiterkanäle verbunden sind. In diesem Fall spricht man von einem **Karbunkel**.

Abszesse, Furunkel und Karbunkel treten gehäuft dann auf, wenn der Organismus durch Überanstrengung physischer wie auch psychischer Art geschwächt ist. Sie sind nicht wirklich gefährlich, können aber schmerzhaft und entstellend sein und sollten unbedingt behandelt werden.

Von der früheren Methode, die Eiterbeulen sofort aufzuschneiden, ist die Schulmedizin mittlerweile abgerückt. Nur wenn der Eiter nicht auf andere Weise abfließen kann, greift man zum Messer. Die Infektionsgefahr bei der chirurgischen Vorgehensweise ist unverhältnismäßig groß, außerdem hat der Patient unnötige Schmerzen, und nicht selten sind Narben die Folge solcher Maßnahmen. Auch die Verabreichung von Antibiotika hat sich als unbefriedigend erwiesen.

Statt dessen setzt man auf die Selbstheilungskräfte des Körpers, die man durch Ruhe und Wärme unterstützt. Die Wärme soll zu einer schnelleren Reifung und Öffnung der Beule führen, so daß der Eiter abfließen kann. Antiseptische Cremes sind in diesem Fall keine große Hilfe. Sie wirken nur an der Hautoberfläche. Der Eiter hingegen kommt aus tieferen Kanälen und wird durch das Auftragen antiseptischer Creme eher am Austreten gehindert.

Ganz anders das Teebaumöl. Wie bereits erwähnt, ist es in der Lage, in die Haut einzudringen und auch in tiefer gelegenen Schichten seine antiseptische Kraft zu entfalten.

Igram berichtet über eine Behandlung von 25 Personen mit Teebaumöl, die von diesen eitrigen Beulen betroffen waren. 24 Patienten wurden geheilt, ohne daß eine Öffnung der Eiterbeule durch den Arzt erforderlich wurde. Hingegen mußten die Abszesse bei der Hälfte der Teilnehmer einer nicht mit Teebaumöl behandelten Kontrollgruppe operativ geöffnet werden.[5]

Empfohlene Abszeß-Behandlung

Hier empfiehlt es sich, Teebaumöl dreimal täglich unverdünnt direkt auf die infizierte Stelle aufzutragen. Ein großer Vorteil der Behandlung mit Teebaumöl liegt darin, daß in der Regel die Abszesse und Furunkel keine Narben hinterlassen.

Auch für die bei Abszessen und Furunkeln notwendigen Hygienemaßnahmen ist Teebaumöl dank seiner besonderen sterilisierenden Eigenschaften ausgesprochen dienlich. Ein aufgeplatztes Furunkel muß wegen der starken Ansteckungsgefahr ständig gründlich desinfiziert werden, ebenso sämtliche Wäsche, die mit der Wunde in Berührung kommt.

Furunkel-Heilung durch Teebaumöl

Was die Behandlung von Furunkeln mit Teebaumöl betrifft, konnte Michael Diedrich kürzlich einen Eigenversuch mit durchschlagendem Erfolg vornehmen. Nach einer Fernreise tauchten an seinem Körper zwei Furunkel auf, eines am Gesäß, das andere am Oberschenkel. Er behandelte das Furunkel am Gesäß dreimal täglich mit unverdünntem Teebaumöl, woraufhin es sich unverzüglich zurückbildete. Es war zu keiner Zeit druckempfindlich. Das unbehandelte Furunkel am Oberschenkel hingegen bildete sich allmählich zu einer schmerzhaften, spannenden Beule aus, die besonders bei Druck weh tat. Als die Schmer-

5 Vgl. Igram, a.a.O., S. 26

zen unerträglich wurden, schnitt Diedrich das Furunkel mit einem Skalpell auf, drückte den Eiter heraus und säuberte anschließend die Wunde mit Teebaumöl.

Nach 20 Minuten waren die Schmerzen und das Ziehen verschwunden, wenige Stunden später war die Wunde geschlossen und nur noch eine dunkelrote Stelle sichtbar. Nach einer kontinuierlichen Behandlung mit Teebaumöl war am dritten Tag die Haut wieder völlig normal und das lästige Furunkel vergessen. Das erste, was Diedrich noch vor der Reifung behandelt hatte, natürlich erst recht.

Offene Wunden

Offene Wunden bei Bettlägrigkeit, bei Krampfadergeschwüren oder an den Füßen von Diabetikern können sich zu lebensgefährlichen Bedrohungen entwickeln. Als Folge von Bettlägrigkeit sind hauptsächlich alte, kranke und behinderte Menschen von wundgelegenen Rücken bedroht. Diese Wunden heilen schlecht (da ja der bettlägrige Mensch weiterhin liegen muß), und häufig sind Entzündungen die Folge.

Ebenso gefährdet sind Menschen mit Venenproblemen, bei denen Krampfadern dazu führen können, daß das Blut nicht mehr zurückfließen kann, die Gefäßwand sich entzündet und es zu einer Gewebeöffnung kommt. Das Problem stellt sich auch Diabetikern: Bei ihnen sind besonders die Extremitäten von Durchblutungsstörungen betroffen.

Auftretende Geschwülste können sich leicht entzünden, wobei Diabetiker noch mit dem zusätzlichen Problem konfrontiert sind, daß ihr Immunsystem insgesamt geschwächt ist und ihr Gewebe nur langsam heilt. Als gar nicht so seltene Folge einer solchen Infektion bleibt schließlich nur noch die Amputation.

Eine regelmäßige Wundreinigung allein ist in diesen Fällen nicht ausreichend. Krankes und geschwächtes Gewebe nämlich ist besonders anfällig für Pilzinfektionen, gegen die ihrerseits Antibiotika nicht helfen. Daß Pilze auf kranken Organismen gedeihen, wissen wir von Baumpilzen, von denen nicht gesunde, sondern kranke, sterbende oder bereits abgestorbene Bäume befallen sind. Auch auf gesundem menschlichem Zellgewebe können Pilze nicht gedeihen.

TTO – zur Behandlung offener Wunden ideal

Da Teebaumöl sowohl antiseptisch als auch gegen Pilzbefall – also fungizid – wirkt, ist es das ideale Behandlungsmittel bei allen offenen Wunden. Es tötet Bakterien, dringt auch in tiefere Gewebeschichten ein, wo es Eiter und Sekrete abbaut, die Wunde sterilisiert und zusätzlichen Pilzbefall verhindert oder beseitigt. Bei einem bereits von einer Pilzerkrankung befallenen Körper muß die Abwehrarbeit des Organismus besonders intensiv sein: Er muß mit dem ursprünglichen Bakterienherd der Infektion fertig werden und zusätzlich die sekundäre Erkrankung, den Pilz, bekämpfen. Mit einer solchen Anstrengung sind aber gerade Körper mit einem geschwächten Immunsystem überfordert. Die Folgeerscheinungen können bedrohlich sein: Amputationen von Gliedmaßen, aber auch Tod. Dieser Fall ist gar nicht so selten bei alten Menschen, die eine Hüftfraktur erleiden. Nicht an dem Bruch sterben sie, sondern an den daraus resultierenden Komplikationen durch Infektionen.

Unverdünntes Teebaumöl vorsichtig auf wunde Hautstellen auftragen: Teebaumölsalbe dünn verstreichen.

Überdies können Menschen, die zu Krampfadern neigen, Geschwüren durch regelmäßige leichte Massage mit Teebaumöl vorbeugen. Beginnende Geschwüre oder Infektionen sollten regelmäßig warm ausgewaschen werden, so daß man sie rechtzeitig ausschalten kann.

In diesem Zusammenhang ist auch eine 1990 durchgeführte geriatrische Studie an der Podiatry Training Clinic in Sydney zu erwähnen, an der 70 an Diabetes oder Alterskrankheiten der Haut leidende Patienten teilnahmen.[6] Über einen Zeitraum von nur dreieinhalb Wochen rieben die Betroffenen eines ihrer Beine täglich mit einer Hand- und Körperlotion ein, die eine fünfprozentige Teebaumöllösung enthielt. Der Unterschied zwischen beiden Beinen war im Anschluß an die Behandlung unübersehbar: Trockene Haut war an dem behandelten Bein weicher geworden, Hautrisse und Narben waren verschwunden, Wunden geheilt. Diese Studie ist deshalb so interessant, weil es sich bei den Testpersonen um Menschen mit geschwächtem Immunsystem handelte, bei denen Heilungsprozesse langwieriger sind als bei gesunden und jungen Menschen.

Empfohlene Behandlung und Vorbeugung

Eine geriatrische Studie

6 Über diese Studie berichtet Cynthia B. Olsen in ihrem Buch: Die Teebaumöl-Hausapotheke, Aitrang 1994, S. 36 f.

**Teebaumöl heilt
offene Wunden**

Eine junge Frau kaufte bei Michael Diedrich eine Flasche Teebaumöl, nachdem sie einen seiner Vorträge über Teebaumöl gehört hatte. Ihre Schwiegermutter litt bereits seit vier Jahren unter offenen Beinen, die mit keiner Medizin zu heilen waren. Man sorgte sich in der Familie sehr, daß diese offenen Stellen zu einer ernsthaften Infektion führen würden, die möglicherweise die Amputation der Beine erforderte. Unklar blieb, ob die Patientin sich in regelmäßiger ärztlicher Behandlung befand und was die Ursache der offenen Beine war. Fest steht jedenfalls, daß die junge Frau ihrer Schwiegermutter regelmäßig Teebaumöl auf die Wunden träufelte, was bereits nach vier Tagen zu einer spürbaren Besserung führte.

Nach einer Woche waren beide Beine zum erstenmal seit vier Jahren wieder zu, nach drei Wochen konnte sie bereits wieder laufen. Hierzu dürfte neben der desinfizierenden und wundheilenden Wirkung von Teebaumöl auch seine durchblutungsanregende Wirkung beigetragen haben.

Windelwundheit

Auch bei wunden Babypopos kann Teebaumöl rasche Beseitigung quälender Schmerzen bewirken. Günstig wirkt sich die Anwendung einer Teebaumölsalbe aus, mit der man die wunde Haut bei jedem Windelwechsel bestreicht. Zum Gebrauch von reinem Teebaumöl ist nicht vorbehaltlos zu raten, da bei der empfindlichen Haut von Säuglingen der Cineol-Gehalt des Öls zu zusätzlichen Reizungen führen kann.

Windelwundheit: Die junge Mutter eines zwei Monate alten Säuglings holte sich telefonischen Rat, welche Möglichkeiten es gebe, mit Teebaumöl den wunden Po ihrer kleinen Tochter zu heilen. Sie hatte reines Teebaumöl aufgetragen, das aber in diesem Fall zu scharf war und die Rötung eher noch verstärkte. Auf Michael Diedrichs Rat hin vermischte sie mit einem Holzstäbchen einen Teelöffel einer naturkosmetischen Babycreme mit zwei Tropfen Teebaumöl. Die Creme sollte auf pflanzlicher Basis und frei von künstlichen Konservierungsmitteln sowie Duftstoffen sein. Die regelmäßige Pflege der zarten Babyhaut mit dieser Creme bewirkte eine umgehende Heilung. Mit einer speziellen Wundsalbe war zuvor keine Besserung erzielt worden. Diedrich gab ihr den Rat, zusätzlich zur Teebaumöl-Babycreme auch weiterhin die Wundsalbe zu verwenden, der ebenfalls zwei Tropfen Teebaumöl zugefügt werden sollten.

Wundstelle durch Brille: Eine Frau aus Gifhorn suchte Rat, weil sie besonders im Sommer darunter litt, daß ihr Brillengestell auf den Wangen aufsaß und drückte. Durch den Schweiß wurden die Stellen bei Hitze regelmäßig wund und schmerzten. Nach der Entdeckung von Teebaumöl als Wundheilmittel rieb sich die Frau diese Stellen mit unverdünntem Teebaumöl ein, woraufhin innerhalb kurzer Zeit der

Teebaumöl heilt Wundheit

Schmerz und die Wundheit verschwunden waren. Sie brauchte nur etwas Übung, um die Tropfen so aufzutragen, daß die Augen ihr davon nicht tränten.

Verbrennungen und Verbrühungen

Auch Brand- und Verbrühungswunden kann man wirkungsvoll mit Teebaumöl behandeln. Zunächst einmal sollte die verbrannte oder verbrühte Hautpartie unter fließendes Wasser gehalten werden. Versuchen Sie nicht, an der Haut klebenden Stoff abzuziehen. Bei schweren Verbrennungen ist ein sofortiger Arztbesuch ohnehin unerläßlich, auch wegen der Schockgefahr.

Bei leichteren Verbrennungen können Sie wirkungsvoll den Schmerz durch das Auftragen von unverdünntem Teebaumöl fast sofort lindern.

Über die schmerztötende Wirkung hinaus verhindert das Teebaumöl eine drohende Infektion. Zudem dringt es in die verbrannte Haut ein und bewirkt auch in subkutanen Schichten eine schnelle und umfassende Heilung. Nach Anwendung von Teebaumöl im Fall von Verbrennungen und Verbrühungen ist die Narbenbildung auffällig gering.

Teebaumöl bei Verbrennungen und Verbrühungen

Eine Göttinger Kundin rief an, weil sie sich ihre Unterarme unglücklich mit Bratensoße überschüttet hatte. Beim Herausnehmen des mit 250 °C erhitzten

Bratens war sie gestolpert und gefallen. Hände und Unterarme schmerzten sehr und wiesen so starke Blasen auf, daß die Frau zum Arzt ging. Der verschrieb eine Salbe und schmerzstillende Tabletten und riet ihr angesichts der schweren Verbrennungen von einer eigenmächtigen Behandlung mit Teebaumöl ab.

Dennoch behandelte sich die Kundin, die eine sehr skeptische Grundeinstellung gegenüber der chemischen Pharmazie hat, mit Teebaumöl, nachdem sie sich telefonisch vergewissert hatte, daß sie damit keinen Schaden anrichten könne. Mit einer Pipette ließ sie reines Teebaumöl vorsichtig auf die betroffenen Stellen träufeln. Zu ihrer großen Erleichterung ließ der Wundschmerz unverzüglich nach. Am nächsten Tag konnte sie bereits wieder zur Arbeit gehen: Die Arme schmerzten nicht mehr, die Brandblasen waren fast völlig verschwunden. Lediglich die Haut spannte noch und war leicht gerötet. Nach vier Tagen war der Vorfall vergessen, ohne irgendwelche Spuren zu hinterlassen.

Vorfälle dieser Art ereignen sich häufig: Man «vergißt», daß ein Topf oder Deckel heiß ist und faßt ihn ohne Topflappen an. Sofort sind die Handflächen verbrannt. Wir haben in diesem Fall mehrfach die Erfahrung gemacht, daß man am besten zunächst die Hände unter fließendes Wasser hält und anschließend unverdünntes Teebaumöl aufträgt. In der Regel haben wir damit Brandblasen und Schmerzen vermieden.

Anne Simons' Bruder, ein leidenschaftlicher Motor-
radfahrer, verbrannte sich in einem Moment der Un-
aufmerksamkeit einen Unterschenkel durch heiße
Auspuffgase. Die sofortige Behandlung der böse verbrannten Haut mit Teebaumöl linderte seine Schmerzen erheblich. Nach einigen Tagen, an denen er morgens und abends Teebaumöl aufgetragen hatte, war
die Wunde einer unauffälligen kleinen Narbe gewi-
chen, die mittlerweile kaum noch sichtbar ist.

Sonnenbrand

Natürlich wirkt Teebaumöl genauso wohltuend, wenn
man sich einen Sonnenbrand geholt hat. Reiben Sie die
Haut nach einer lauwarmen Dusche mit antiseptischer
Teebaumölsalbe oder mit einer Mischung aus zehn Prozent Teebaumöl und 90 Prozent Mandel- oder Weizenkeimöl ein. Falls es sich um einen sehr schlimmen Sonnenbrand handelt, kann man Teebaumöl unverdünnt
auftragen. Sie spüren unverzüglich, wie der Schmerz
nachläßt und sich die verbrannte Haut entspannt und er-
holt. Bereits nach wenigen Stunden sind Schwellungen ab-
geklungen, und auf der Haut bleiben keine Narben
zurück.

Als Diedrichs kürzlich mit Freunden Urlaub am Lake Babin in Kanada machten, bemerkten sie wegen des kalten Seewassers und einer kräftigen Brise nicht, mit welcher Kraft die Sonne auf sie niederschien. So wurden alle Urlauber abends von einem kräftigen Sonnenbrand überrascht. Jeder von ihnen hatte sein eigenes Mittel dabei, aber nur das Ehepaar Diedrich rieb sich abends mit Teebaumöl ein. Die beiden waren die einzigen, denen es anschließend gutging, während die anderen sich weiterhin mit ihrem Sonnenbrand quälten. Im übrigen waren die Diedrichs die einzigen, bei denen sich die Haut nicht pellte.

In einem anderen Fall wurde uns geschildert, daß zwei kleine Geschwister von vier und sechs Jahren einen schlimmen Sonnenbrand erlitten. Während sich das Mädchen mit Teebaumöl behandeln ließ, weigerte sich der Junge hartnäckig, da er den Geruch nicht mochte. Der Schmerz ließ bei dem Mädchen schnell nach, und der Sonnenbrand war nach drei Tagen verheilt. Bei dem kleinen Jungen hingegen dauerte der Heilungsprozeß sehr viel länger, er schlief einige Nächte unruhig, und seine Haut schälte sich sehr viel stärker ab als bei seiner Schwester.

Teebaumöl heilt Sonnenbrand

Dermatitis

Diese Hautentzündung ist in den überwiegenden Fällen eine Reaktion auf äußere Einflüsse. Sie kann auch allergisch bedingt sein. Die Hautüberempfindlichkeit, die sich durch rote Flecken und Juckreiz äußert, kann durch ganz unterschiedliche Faktoren wie Unverträglichkeiten gegenüber bestimmten Materialien, Speisen, Berührung giftiger oder brennender Pflanzen wie Brennesseln hervorgerufen sein.

Teebaumöl lindert den Juckreiz

Auf diese Stellen aufgetragenes Teebaumöl lindert rasch den Juckreiz und verhindert so, daß man an den betroffenen Stellen kratzt. Häufig führt nämlich das Wund- und Blutigkratzen zu Infektionen, die dann die Krankheit erst recht verschlimmern.

Teebaumöl besiegt Dermatitis

Eine junge Frau, die ihren viermonatigen Sohn stillt, bemerkte an dessen Mund einen Hautausschlag. Sie vermutete, daß die rötlichen Flecken, die sich über die gesamte Mundpartie ausbreiteten, mit der Ernährung des Kindes zusammenhingen. Auf unseren Rat hin rieb die Frau dreimal die untere Gesichtshälfte ihres kleinen Sohnes mit Teebaumöl ab, woraufhin der Ausschlag verschwand.

Uns sind viele Fälle bekannt, in denen die Teebaumöl-Körperlotion bei Dermatitis den Juckreiz lindert und die Hautrötungen abschwächt. In dem Fall eines achtjährigen Jungen aus Braunschweig allerdings konnte die Körperlotion mit Teebaumöl keine Linderung bringen. Die Mutter versuchte es daraufhin mit reinem Teebaumöl, das sie, zusätzlich zur ärztlich verordneten Therapie, einmal täglich auf die juckenden Stellen auftrug, worauf sich deutliche Besserung einstellte.

Sie können Teebaumöl in allen Fällen von Juckreiz einsetzen und damit besonders den Kindern helfen, die unter dem ständigen Drang, sich kratzen zu müssen, leiden, zumal sie sich oft böse dabei verletzen. **Windpocken, Scharlach oder anderen Kinderkrankheiten,** bei denen die Haut von Ausschlag und Juckreiz betroffen ist, können Sie gelassener entgegensehen, wenn Ihnen Teebaumölprodukte zur Verfügung stehen, mit denen Sie Ihre Kinder behandeln.

Herpes

Herpeserkrankungen sind durch einen von Viren hervorgerufenen Bläschenausschlag gekennzeichnet. Zu ihnen gehören der **Herpes labialis**, bei dem sich Bläschen auf der Lippe und im Mundwinkel bilden, und der **Herpes genitalis**, eine Bläschenerkrankung im Genitalbereich.

Lippen- und Genitalherpes lassen sich meist durch eine Salbe auf Zink- oder Pflanzenbasis heilen, die auf die Bläschen aufgetragen wird. Aber auch Teebaumöl hat sich als tatkräftiges Präparat erwiesen, das zudem den Juckreiz lindert, der die Krankheit begleitet.

Lippen- und Genitalherpes sind lästig, aber harmlos; sie

werden durch Berührung oder durch Tröpfcheninfektion übertragen. Dagegen entsteht die **Gürtelrose**, die sich am Brustkorb und im Lendenbereich festsetzt, durch eine Nervenentzündung, die ihrerseits durch den Zoster-Virus hervorgerufen wird. Gürtelrose sollte in jedem Fall ärztlich behandelt werden. Sie befällt vor allem ältere Menschen und ist äußerst schmerzhaft. Die betroffenen Hautstellen sind sehr empfindlich und sollten vorsichtig mit einer verdünnten Teebaumöllösung betupft werden. Besonders im Anfangsstadium kann diese Krankheit dank der bakteriziden und antibiotischen Wirkung des Teebaumöls eingedämmt und ihre Dauer spürbar verkürzt werden.

Empfohlene Behandlung bei Herpes

Zusätzlich zur ärztlich verordneten Behandlung sollte man eine zehnprozentige Mischung mit einem leichten Öl (Mandel-, Weizenkeimöl) leicht erwärmen und auftragen; nachts zusätzlich Teebaumölsalbe vorsichtig auftragen.

Teebaumöl kontra Herpes

Ein Geschäftsmann aus Münster wird bei jeder Aufregung – und derer gibt es für ihn viele – um den Mund herum stark von Herpes befallen. Verständlicherweise fühlt er sich dadurch im Gespräch mit anderen Menschen verunsichert. Eine bisher benutzte Zinksalbe verschaffte zwar leichte Linderung, ist aber ebenso auffällig, da die Lippen dann von weißen Tupfen umsät sind. Obwohl alternativer Heilkunde gegenüber skeptisch eingestellt, ließ er sich in seiner Not dazu überreden, Teebaumöl auf die Herpesbläschen aufzutragen. Mit Erfolg: Er konnte die für ihn überraschende Erfahrung machen, daß die Bläschen da-

durch schnell zurückgehen. Auch wenn die Herpes-
ausbrüche nicht verhindert werden können, lassen sie
sich nun so gut kontrollieren, daß jemand, der ihn
nicht kennt, diese Krankheit bei ihm nicht vermutet.
Er ist besonders froh über die zurückgewonnene Sicherheit und hat dann keine Probleme mehr, mit Kunden zu sprechen.

Infektiöse Hautkrankheiten

Seborrhöe, Ekzeme, Milchschorf, Kopfschuppen sind ver-
breitete Hautkrankheiten, die häufig infektiösen Ur-
sprungs sind.

Ekzeme beginnen mit Jucken, einer starken Rötung der
Haut sowie Pickel- und Knotenbildung. Werden diese Stellen aufgekratzt, entwickeln sie sich zu nässenden Pusteln,
die anschließend verschorfen. Ekzeme haben meist einen
langwierigen Heilungsverlauf: Der Schorf wird häufig
wieder abgekratzt, es kommt zu erneuter Infektion, der
wieder eine Schorfbildung folgen muß, und so kommt ein
unguter Kreislauf in Gang. Dieser läßt sich schon gar nicht
bei sogenannten Berufsekzemen unterbrechen, die durch
die Berührung mit bestimmten Stoffen immer wieder aufs
neue hervorgerufen werden. Dem können die betroffenen
Menschen eben deshalb nicht ausweichen, weil sie beruflich mit diesen Substanzen zu tun haben, zum Beispiel mit
Farben oder bestimmten Lösungsmitteln. Wenn man nicht
in einen ganz anderen Beruf wechselt – und die wenigsten
Menschen haben die Möglichkeit dazu –, entwickelt sich

das beruflich bedingte Ekzem zu einer chronischen Krankheit.

Manchmal verschwinden Ekzeme bei einer konsequenten Diät, manchmal bei einer Umstellung der Lebensverhältnisse. Auch körperliche Veränderungen wie Pubertät oder Klimakterium können sich positiv auswirken.

Empfohlene Behandlung

Speziell die **Kopfhauterkrankungen** lassen sich mit Teebaumöl, das zu fünf bis zehn Prozent in Jojobaöl gemischt wird, wirkungsvoll behandeln. Man reibt damit die Kopfhaut ein und läßt das Öl über Nacht einwirken, wobei man zum Schutz der Bettwäsche die gute alte Nachtmütze tragen sollte.

Auch bei **Milchschorf**, einem Ekzem, das bei Babys als gelbliche Kruste auf der Kopfhaut auftritt, kann man diese Teebaumöllösung gefahrlos vorsichtig auf das Köpfchen tupfen.

Bei **Kopfschuppen** helfen Teebaumöl-Shampoos, deren Wirkung man je nach Bedarf durch einige zusätzliche Tropfen Teebaumöl verstärken kann. Lassen Sie das Mittel einige Minuten wirken, bevor Sie es mit einer Lösung aus Wasser, Teebaumöl und Essig abspülen. Schon bei zwei- bis dreimaliger Teebaumölanwendung pro Woche gehen die Schuppen spürbar zurück. Wichtig ist allerdings auch die Zusammensetzung des Shampoos; auch hier sollten Sie auf eventuelle Unverträglichkeiten achten sowie bevorzugt reine Naturprodukte verwenden.

Die Mutter eines zwei Monate alten Säuglings erkundigte sich bei uns, ob sie gegen den Milchschorf ihres Sohnes Teebaumöl einsetzen könne. In diesem Fall wurde von der Behandlung mit reinem Teebaumöl, besonders dem aus der Wildsammlung, abgeraten, um die empfindliche Kopfhaut des Babys nicht zu reizen. Unsere Empfehlung lautete, zwei bis drei Tropfen Teebaumöl in einen Teelöffel Mandel-, Weizen- oder Jojobaöl einzurühren und diese Mischung auf die Kopfhaut aufzutragen. Die Mutter benutzte eine Mischung aus Mandel- und Teebaumöl. Der Erfolg war durchschlagend: Der Milchschorf auf der Haut wurde regelrecht aufgelöst, so daß er leicht mit einem Papiertaschentuch abgewischt werden konnte.

Als noch unproblematischer erscheint uns eine Mischung mit Jojobaöl, das als flüssiges Wachs leicht in die Haut eindringt und nicht auf oder in ihr oxidiert. Mandel- oder Weizenkeimöle ziehen ebenfalls leicht in die Haut ein und können daher nicht so schnell oxidieren. Vermeiden sollte man hingegen Olivenöl, da der verstärkte Oxidationsprozeß der fetten Öle wiederum zu Juckreiz führt.

Teebaumöl gegen Milchschorf

Michael Diedrich hat langjährige Untersuchungen zur Konzentration von Teebaumöl sowie zur Kombination der Wirkstoffe, speziell der Tenside, im Teebaumöl-Shampoo angestellt. Dabei ist er zu folgenden Ergebnissen gelangt:

Ein stabiles Shampoo sollte Inhaltsstoffe aus pflanzlichen Mitteln enthalten. Zudem sollten die Tenside, die waschaktiven Substanzen, möglichst mild sein. In systematischen Versuchen mit Testchargen erwies sich eine 1,5- bis zweiprozentige Teebaumölkonzentration im Shampoo der von Diedrich erprobten Zusammensetzung als optimales Mittel gegen Schuppen und für eine gesunde Kopfhaut. Bei einer höheren Konzentration von Teebaumöl (versuchsweise zwischen vier und zehn Prozent) stellten die Testpersonen hingegen eine Austrocknung von Haaren und Kopfhaut fest.

Eine Studie aus den USA

Neueste Erkenntnisse besagen, daß in den USA mittlerweile 70 Prozent der Männer – und zwar überwiegend Führungskräfte – von Schuppen betroffen sind. Die Erklärung hierfür besteht darin, daß sie sich häufig sportlich betätigen, also der Zahnarzt mit einem Kollegen in der Mittagspause Tennis spielt oder der Rechtsanwalt mit einem Mandanten eine Runde Golf. Das bedeutet, daß sie sich meist auch mehrmals täglich duschen. Dies wiederum führt zu einer Schädigung der Hautflora: Die Abwehrkräfte der Haut werden geschwächt, so daß diese sich nicht mehr gegen Pilzbefall wehren kann. Hier sind die Schuppen, von denen typischerweise und aus gleichem Grund auch viele Sportler betroffen werden, also die Folge einer Pilzerkrankung.

Rezeptur für ein Shampoo gegen Pilzinfektionen der Kopfhaut

Für eine vernünftige Bekämpfung von Pilzinfektionen auf der Kopfhaut ist es nötig, daß das teebaumölhaltige Shampoo länger auf die Kopfhaut einwirken kann. Hierfür bietet sich eine Spülung an: Mischen Sie 200 ml Jojobaspülung (in jedem Naturkostladen erhältlich) mit ca. 10 ml Teebaumöl. So erhalten Sie eine fünfprozentige Teebaumölkonzentration in einer Spülung aus rein pflanzlichen Inhaltsstoffen. Lassen Sie die Lösung fünf Minuten auf die

Kopfhaut einwirken, bevor sie sie abspülen. Der Vorteil dieser Spülung liegt in der Eigenschaft des Jojobaöls, das sich gut in der Haut verteilt und nachhaltig von innen wirkt. Außerdem sind in ihr keine chemischen Produkte enthalten, die die Kopfhaut zusätzlich schädigen könnten. Allerdings ist die geringe Stabilität dieser Mischung zu beachten. Sie sollte also schnell verbraucht werden.

In diesem Zusammenhang darf das jetzt häufig angebotene «2 in 1»-Shampoo nicht mit der obigen Rezeptur verwechselt werden. Diese Shampoos, die gleichzeitig eine Spülung versprechen, haben einen ganz anderen Charakter und sind für Problemfälle ungeeignet. Wenn man Kopf- und Haarpflege mit Teebaumöl betreibt, ist eine zusätzliche Spülung überflüssig, da Teebaumöl ohnehin die Eigenschaft besitzt, das Haar zu lockern. Auch wird mittlerweile vor teerhaltigen Schuppenshampoos und Salben gewarnt, da sie krebserregende Substanzen enthalten können.

TTO-Shampoos gegen Kopfschuppen

Ein Geschäftsmann aus Regensburg, der jahrelang unter Schuppen litt, die er auch mit den teuersten Haarshampoos nicht beseitigen konnte, berichtete von seinem Erfolg mit dem Teebaumöl-Shampoo, auf das er zufällig gestoßen war. Binnen einer Woche bemerkte er einen deutlichen Rückgang der lästigen, bei ihm immerhin bis zu pfenniggroßen Kopfschuppen. Seitdem er nicht mehr befürchten muß, daß seine Geschäftspartner in Gesprächen von den häßlichen Schuppen auf seinen Anzugjacken abgestoßen oder zumindest abgelenkt sind, fühlt er sich sehr viel wohler und tritt selbstsicherer auf. Ein weiterer positiver Begleitumstand besteht darin, daß er sich nun nicht mehr – wie bisher – zweimal täglich die Haare waschen muß, was ja wiederum eine zusätzliche Belastung für die Kopfhaut ist.

Seborrhöe

Diese auch Schmerfluß genannte krankhafte Absonderung aus den Talgdrüsen ist häufig eine Folge falscher Ernährung, die zu bakterieller Entzündung, oft auch zu Pilzbefall der Kopfhaut, aber auch des Gesichts, der Hände, Arme und des Körpers führt. Wenn der Mangel an Vitamin A, Vitamin B_2, Vitamin B_6, wichtigen Fettsäuren, Zink, Sulphur und Selenium durch eine Nahrungsumstellung beseitigt wird, läßt sich häufig eine Verbesserung des Hautzustandes erkennen.

Empfohlene Behandlung bei Entzündung der Haarfollikel

Das ständige Kratzen der juckenden Kopfhaut führt oft zu sekundären bakteriellen Infektionen, so daß auch die Haarfollikel betroffen werden und es zu Haarausfall kommt. In diesem Fall sollte die Anwendung einer zehnprozentigen Teebaumöllösung, die allabendlich auf die Kopfhaut aufgetragen wird, schnellstmöglich die Infektion bekämpfen. Anschließend fährt man mit dieser Behandlung, die zwei- bis dreimal pro Woche durchgeführt wird, noch einige Zeit zur Vorbeugung gegen einen erneuten Ausbruch fort.

Wenn gleichzeitig eine auf die Mangelerscheinungen eingestellte Ernährung verabreicht wird, kann die Behandlung mit Teebaumessenz zu verschiedenen positiven Ergebnissen führen, zu denen die Beseitigung von Schuppen und Seborrhöe ebenso gehört wie eine Verbesserung der Haarstruktur und Verringerung des Haarausfalls sowie das Ende des lästigen Juckreizes.

Warzen und Hühneraugen

Warzen und Hühneraugen sind nicht gefährlich, aber häßlich und unangenehm. **Warzen** befallen eher Kinder als Erwachsene; sie werden durch ein Virus verursacht. Die Fußsohlen- oder Plantarwarzen sind besonders lästig, da beim Laufen ein ständiger Druck auf sie ausgeübt wird und sie daher schmerzen können. Da das Virus sich durch die Warzenbildung abkapselt, ist es wichtig, in einem möglichst frühen Stadium die Warze zu behandeln, bevor die Hornhaut zu dick geworden ist. Dank seiner Eigenschaft, tief ins Gewebe einzudringen, ist Teebaumöl ein hilfreiches Mittel gegen Warzen. In den meisten Fällen bekämpft es erfolgreich das tief darin verkapselte Virus.

Aus zahlreichen Erfahrungsberichten und nicht zuletzt aus eigener positiver Erfahrung wissen wir, daß bereits wenige Tropfen Teebaumöl, die regelmäßig auf die Warze aufgetragen werden, diese verschwinden lassen können.

Auch bei den sogenannten **Hühneraugen**, bei denen es sich um – meist durch Druckstellen entstandene – Verdickungen und Verhärtungen der Haut auf oder zwischen den Fußzehen handelt, wurden uns ähnliche Erfolge geschildert.

Fußschweiß

Selbst wenn es sich hierbei um ein im Grunde ungefährliches Phänomen handelt, kann Fußschweiß auch ausgesprochen lästig sein. Keine Altersgruppe bleibt von dem üblen Fußgeruch verschont, an dem sogar schon Freundschaften gescheitert sind. Wahrscheinlich hat Fußschweiß nervöse Ursachen.

Mit einer Teebaumölbehandlung kann man dieses Übel in den Griff bekommen. Regelmäßige Fußbäder sowie das Einreiben der Füße mit dem unverdünnten Öl verringern den Geruch und beseitigen ihn schließlich völlig.

Pilzerkrankungen

Von den Tausenden verschiedener Pilze, die ein Geflecht feiner Filamente bilden und sich systematisch ausbreiten, sind viele dem Menschen von Nutzen. Aber es gibt auch solche, die seine Gesundheit nachhaltig schädigen und Infektionen hervorrufen. Besonders verbreitet unter diesen ist der Krankheitserreger *Candida albicans*, ein Hefepilz, der im menschlichen Organismus jegliches Gewebe befallen kann.

Pathogene Fungi (Pilzarten) greifen nicht nur die Haut, Schleimhäute, Haare oder Nagelbetten an Händen und Füßen an, sie können auch die inneren Organe befallen, darunter häufig die Lunge, aber auch die Leber, den Herzmuskel, die Milz, die Nieren, die Blase, den Magen, den Darm, die Bauchspeicheldrüse, die Lymphdrüsen, sogar das Gehirn.

Der Hefepilz *Candida albicans* befällt menschliches Gewebe

Was die Pilzerkrankungen so gefährlich macht, ist die Tatsache, daß sie das Immunsystem schwächen und häufig einen bereits geschwächten Organismus befallen. Dieser hat dann mit der doppelten Belastung einer Schwächung durch Infektion und dem zusätzlichen Pilzbefall zu kämpfen.

In einem gesunden Körper halten sich Viren, Bakterien und Pilze in einem stabilen ökologischen Gleichgewicht.

Mensch und Mikroorganismen – eine notwendige Symbiose

Zum Beispiel die Bakterien in der Darmflora spielen eine wichtige Rolle und dürfen nicht zerstört werden. Gefährlich wird es aber, sobald diese Mikroben in die Blutbahn geraten und sich in anderen Körperteilen ausbreiten oder wenn Darmbakterien getötet werden. Dies geschieht zum Beispiel bei der Einnahme von Antibiotika.

Auf die extensive Verabreichung von Antibiotika läßt sich wahrscheinlich auch eine dramatische Zunahme der Pilzerkrankungen in den letzten Jahren zurückführen. Wenn einmal das symbiotische Zusammenspiel der Mikroorganismen im Körper gestört wird, öffnet man weiteren Krankheiten die Tür.

Antibiotika bedrohen die Mikro-Ökologie

Die «chemische Keule» der Antibiotika vernichtet nicht nur bakterielle Krankheitserreger, sondern auch die für den Menschen wichtigen und nützlichen Bakterien, die mit dazu beitragen, das Pilzwachstum in Schranken zu halten. Wir nehmen häufig auch Antibiotika durch Nahrungsmittel ein, ohne daß wir davon Kenntnis haben. Eine Reihe von Produkten wird mit Antibiotika behandelt, etwa Käse, der so zu schnellerer Reifung gebracht werden soll. Auch in Fisch, rotem Fleisch, Geflügel und Eiern können Antibiotika enthalten sein.

Auch die «Pille» ebnet Pilzen den Weg

Neben der Einnahme von Antibiotika können weitere Mittel zum Pilzbefall beitragen. Zum Beispiel unterstützen die in der Antibabypille enthaltenen Östrogene das Wachstum von Hefepilzen, weshalb der Vaginalpilz auf dem Vormarsch ist. Erstaunlich ist die zu beobachtende Zunahme von Pilzerkrankungen im Magen- und Darmbereich. Die Magensäure ist eine stark ätzende Säure. Viele Menschen nehmen mittlerweile Mittel ein, um die Magensäure zu entschärfen, und so eröffnen sie gesundheitsgefährdenden Pilzen ungeahnte Möglichkeiten.

Was läßt sich im allgemeinen gegen Pilzerkrankungen tun? Unsere Maßnahmen gegenüber Pilzerkrankungen beginnen bereits bei der inneren Einstellung. Wer ständig Angst vor Bakterien aller Art hat, wer sich einem Reinheitswahn unterwirft und glaubt, sich andauernd mit scharfen Seifen waschen zu müssen, der schwächt sein körpereigenes Abwehrsystem und handelt sich, seinen vermeintlich vorbeugenden Krankheitsstrategien zum Trotz, gerade dadurch eine Pilzerkrankung ein. Denn die Haut muß eine natürliche Schutzschicht entwickeln und die Fähigkeit zur Selbstreinigung erhalten.

Zur Vorbeugung von Pilzbefall gehört zunächst eine gesunde natürliche Umgebung, ebenso wie eine gesunde Ernährung und möglichst weitgehender Verzicht auf Medikamente – besonders Antibiotika und Kortison – sowie Genußgifte wie Nikotin und Alkohol. Das Immunsystem des Körpers muß gestärkt und das natürliche ökologische Gleichgewicht (innerlich und äußerlich) wiederhergestellt werden.

Empfohlene Vorbeugung gegen Pilzbefall

Bei der Ernährung sollte man weitgehend auf Zucker verzichten. Zucker aller Art, besonders aber raffinierter Zucker verstärkt die krankheitenerregende Potenz und Hartnäckigkeit von Pilzen, da diese auf Zuckerbasis extrem gut gedeihen. Menschen, die an einer Pilzinfektion leiden, sollten sich mit den Regeln vertraut machen, nach denen Diabetiker leben, damit sie eine Zeitlang eine ähnliche zuckerfreie Diät halten können.

Ernährung

Hygiene

Pilze gedeihen besonders gut in Wärme. Bei einer Infektion sollte man die Wäsche nicht mit der anderer Familienmitglieder waschen. Gerade in dem warmen Wasser in der Waschmaschine verbreitet sich der Pilz und befällt auch andere Wäschestücke, womit innerhalb der Familie ein regelrechter Krankheitskreislauf begründet wird. Das bezieht sich besonders auf Socken und Unterwäsche.

Teebaumöl als Waschmittelzusatz

Bei Pilzerkrankungen kann man seine Kleidungsstücke mit speziellen Pilzmitteln reinigen – oder durch Zugabe von Teebaumöl in die Waschmaschine, jeweils einen halben Teelöffel voll in den Hauptwasch- und in den Spülgang. Verzichten sollte man auf die Benutzung von Weichspülern, die problematische chemische Bestandteile enthalten können.

Wer sich eine Pilzerkrankung zugezogen hat, sollte äußerst penibel hygienische Vorschriften beachten und eine Zeitlang auf den Besuch von öffentlichen Schwimmbädern, Sauna u. ä. verzichten.

Tinea- und Hefepilzinfektionen

Eine Hefepilzinfektion ist gekennzeichnet durch das Eindringen des Pilzes in tiefere Hautschichten, Schleimhäute, Nägel und Nagelbetten. Der Pilz wurzelt im Gewebe, das er durch seine Enzymsekretionen und Myzelproduktion zerstört. Er entwickelt sich häufig zu einer chronischen Krankheit, da eine Behandlung mit Mitteln, die nicht nur die Oberflächenerscheinung, sondern auch das tiefer liegende Geflecht, die Wurzeln des Übels, beseitigen, ohne Nebenwirkungen nicht möglich ist.

Dies ist aber genau der Punkt, an dem das Teebaumöl seine Überlegenheit gegenüber klassischer Medizin beweist: Es ist ein Fungizid, das den Pilz auch in tieferen Gewebeschichten bekämpft, ohne diese selbst anzugreifen oder gar zu zerstören.

Neben den Hefepilzerkrankungen, die durch *Candida albicans* ausgelöst werden, gibt es noch die auch in tiefere Hautschichten vordringenden Tinea-Pilzerkrankungen, die wie auch die *Candida albicans*-Pilze in den feuchtwarmen Körperregionen – etwa in Hautfalten, in der Leistengegend, zwischen den Fußzehen, auch auf der Kopfhaut – anzutreffen sind. Verschiedene wissenschaftliche Untersuchungen, darunter eine bereits 1937 von Penfold und Morrison dokumentierte und eine 1972 von Morton Walker durchgeführte Studie, berichten über den erfolgreichen Einsatz von Teebaumöl auch gegen Tinea-Pilze.[7]

Studien bestätigen Wirksamkeit von Teebaumöl bei Pilzerkrankungen

Eine übergewichtige alte Dame aus München litt unter Hautrötungen und Juckreiz in den Falten, die sie in starkem Maß im Hüftbereich hatte. Nach einer zweiwöchigen Behandlung mit reinem Teebaumöl, das sie morgens und abends auf die betroffenen Stellen auftrug, war die Haut normal und vom Juckreiz befreit, was auf eine Pilzinfektion der Haut schließen ließ.

Teebaumöl besiegt Tinea-Pilz

7 Morton Walker: «Clinical investigation of Australian Melaleuca alternifolia oil for a variety of common foot problems», in: Current Podiatry, April 1972

Betrachten wir nachfolgend die häufigsten Pilzerkrankungen unserer Zeit im einzelnen und etwas genauer.

Scheideninfektionen

Scheideninfektionen können unterschiedliche Ursachen und Ausprägungen haben. Sie können auf einen Hefepilz zurückzuführen sein, auf Bakterien, Viren oder auf Trichomonaden, d. h. parasitäre Einzeller.

Neben Übertragungen kann auch übertriebene Hygiene ein Grund für Scheideninfektionen sein. Die vaginale Umgebung hat einen leicht sauren pH-Wert, während die meisten Seifen und Badezusätze basisch sind. Bei ständiger Reinigung des Intimbereichs mit Seifen wird das pH-Verhältnis verändert, und der Scheidenbereich verliert seine natürlichen Abwehrkräfte.

Die vaginale Pilzinfektion ist stark infektiös, so daß besonders sorgfältig durchgeführte Hygiene ebenso wichtig ist wie eine gleichzeitige Partnerbehandlung und der vorübergehende Verzicht auf Geschlechtsverkehr. Der Pilz überträgt sich nämlich auf die Geschlechtsteile des Mannes und verursacht Entzündungen an Eichel und Vorhaut.

Zumeist äußert sich eine Scheideninfektion durch einen starken Juckreiz und verstärkten, auch übelriechenden Ausfluß. Während der Periode verstärken sich diese Symptome noch.

Bei der Behandlung von Scheidenerkrankungen ist es wichtig, daß man Unterwäsche aus Naturfasern trägt, damit eine bessere Atmungs- und Luftzirkulationsaktivität die Heilung begünstigen kann. In synthetischer Unterwäsche bleibt die Feuchtigkeit erhalten und bietet einen weiteren Nährboden für Hefepilze. Außerdem kann man sie nicht «kochen», so daß auch die vermeintlich saubere Unterwäsche bereits den Pilz enthält und man sich so reinfiziert.

Beim Reinigen der Unterwäsche empfehlen wir einen separaten Waschgang, in den man zur Unterstützung der Desinfektion je einen halben Teelöffel mit Teebaumöl in den Hauptwasch- und den Spülgang gibt.

Eine vermehrte Östrogenproduktion während der Schwangerschaft erhöht die Anfälligkeit der Frau für eine vaginale Hefepilzinfektion. Hier sollte man möglichst vor der Entbindung die Krankheit beseitigen können, da sich das Kind sonst während der Geburt infiziert.

Vaginitis ist deshalb schwer zu behandeln, weil sie durch Bakterien, Viren, Parasiten oder Hefeinfektionen hervorgerufen werden kann. Die genaue Ursache ist nicht leicht zu ermitteln, zumal oft verschiedene Bakterien gleichzeitig die Scheidenschleimhäute infizieren. Behandelt wird daher häufig mit Breitspektrum-Antibiotika, die aber die bekannten Nebenwirkungen haben – und deren direkte Folge oft sogar vaginaler Pilzbefall ist.

Anfällig für chronischen oder wiederkehrenden Candida-Befall sind neben Schwangeren auch Diabetikerinnen und Frauen, die die Pille oder über längere Zeit Antibiotika oder Kortison einnehmen.

1. Es dringt tief in Gewebe und Schleimhäute ein, bekämpft Hefepilze somit an der Wurzel.
2. Es läßt sich erfolgreich gegen Bakterien einsetzen.
3. Es ist auch bei empfindlicher Haut und sogar für die Schleimhäute verträglich.

Hygiene-Empfehlung bei Scheideninfektion

Die fünf Vorteile von Teebaumöl als Mittel gegen Scheideninfektionen

4. In der Regel gibt es keine Nebenwirkungen, gelegentlich können Reizungen der Schleimhäute, besonders im Intimbereich, auftreten, die sich durch Verwendung einer Lösung mit weniger konzentriertem Teebaumöl reduzieren lassen.
5. Krankheitserreger können gegen Teebaumöl nicht resistent werden.

Fazit dieser Überlegungen: Teebaumöl ist ein ideales Breitspektrum-Mittel gegen Scheideninfektionen, ganz gleich welcher Ursache. Es besitzt die Fähigkeit, alle größeren bekannten Scheidenerkrankungen zu beseitigen, ohne gleichzeitig die vaginalen Schleimhäute anzugreifen.

Zwei klinische Studien zur Wirksamkeit von TTO gegen Vaginalinfektionen

Zwei in der medizinischen Fachwelt bekannte Untersuchungen belegen die eindrucksvolle Wirkung von Teebaumöl bei Scheideninfektionen. Sowohl die Trichomonaden-Vaginitis als auch die Pilzinfektion wurden nachweislich erfolgreich mit Teebaumöl behandelt.

Der amerikanische Frauenarzt Eduardo F. Peña veröffentlichte in einer Fachzeitschrift für Geburtshilfe und Frauenheilkunde die Ergebnisse seiner Untersuchung an insgesamt 130 Frauen, von denen über zwei Drittel an Trichomonaden-Vaginitis, die restlichen Frauen an Pilzerkrankungen und Gebärmutterhalsentzündung litten. Peña konnte feststellen, daß die Behandlung mit Teebaumöl in allen Fällen zur Gesundung führte. In entsprechender Verdünnung heilte Teebaumöl die Trichomonaden-Vaginitis, eine chronische Endozervizitis, die Entzündung des Gebärmutterhalses (zwanzigprozentige

Lösung) und Moniliasis. Vierzigprozentige Lösungen verursachten keine Nebenwirkungen.[8]

Der Leiter der Abteilung für Phytotherapie an der Medizinischen Fakultät der Universität von Paris, Dr. Paul Belaiche, veröffentlichte 1985 seine Untersuchungsergebnisse zu einer bei 28 Frauen durchgeführten Behandlung von Candidamycosis, der durch *Candida albicans* hervorgerufenen Scheideninfektion. Einen Monat lang führten die Frauen abends einen in Teebaumöl getränkten Tampon ein. Eine Frau brach wegen Brennens in der Scheide die Behandlung ab, die anderen konnten am Ende der Behandlung als geheilt eingestuft werden, davon sieben mit Einschränkung.

Man kann die Vaginitis unterschiedlich mit Teebaumöl behandeln, etwa mit Tampons. Diese werden mit einer zehn- bis zwanzigprozentigen Teebaumöllösung getränkt, die mit kaltgepreßtem Mandelöl vermischt wird, und nach vier Stunden ausgewechselt. Man kann diese Lösung aus Teebaum- und Mandelöl auch direkt drei- bis viermal täglich auf die Scheideninnenwände auftragen. In den USA sind übrigens schon Scheidenzäpfchen auf der Basis von Teebaumöl erhältlich, die eine einfache Behandlung ermöglichen.

Empfohlene Vaginitis-Behandlung

8 Eduardo F. Peña: «Melaleuca alternifolia oil: its use for trichomonal vaginitis and other vaginal infections», in: Obstetrics and Gynecology 19, 1962

Teebaumöl heilt Scheidenpilzinfektion

Eine ungefähr dreißigjährige Frau litt bereits seit einigen Jahren an einem hartnäckigen Vaginalpilz, der trotz unterschiedlichster Behandlungen nicht zu heilen war. Immer wieder verschrieb ihr der Gynäkologe kortisonhaltige Salben, mit deren Hilfe die Infektion kontrollierbar wurde, wenngleich sie nicht völlig ausheilte. Michael Diedrich riet der Frau, fünf bis sechs Tropfen Teebaumöl auf einen Tampon zu träufeln und diesen mehrmals täglich auszutauschen. Falls es zu Schleimhautreizungen komme, sollte sie das Teebaumöl in einer kleinen Menge Milch als Emulgator auflösen und diese Lösung wiederum mit Wasser verdünnen, bevor sie den Tampon damit tränkte. Nach drei Wochen berichtete die Frau, daß der Pilz völlig ausgeheilt sei – sehr zur Verwunderung ihres Gynäkologen, der sie für einen besonders komplizierten Fall gehalten hatte. Sie hatte Teebaumöl pur auf die Tampons geträufelt und tatsächlich eine Schleimhautreizung verspürt. Da sie diese jedoch erträglich fand, fuhr sie bis zum vollen Erfolg mit der Behandlung fort.

In einem anderen Fall hatte eine Frau eine so empfindliche Schleimhaut, daß sie das unverdünnte Teebaumöl nicht vertrug. Sie verdünnte es in Milch und warmem Wasser, tränkte die Tampons in dieser Flüssigkeit und machte zusätzlich in ihr Sitzbäder. Auch diese Behandlung führte, wenn auch erst nach längerer Dauer, zum Erfolg.

Berichtet wurde uns zudem von einigen Frauen, die ihren Scheidenpilz mit Joghurt bekämpften. Dabei vermischten sie drei bis vier Tropfen Teebaumöl mit einem Teelöffel Joghurt und rieben den Tampon mit der Mischung ein. Auch diese Behandlung soll in mehreren Fällen ohne Beschwerden zum Erfolg geführt haben.

Soor

Dieser Pilz ist mittlerweile weit verbreitet. Er gehört ebenfalls zur Gattung *Candida albicans,* befällt jedoch nicht nur eine Körperstelle, etwa im Windelbereich von Säuglingen, sondern ist – aufgrund des Nahrungskreislaufs – auch in Mund und Darm anzutreffen. Daher ist eine lokale Behandlung nicht ausreichend, vielmehr muß die Therapie alle betroffenen Bereiche, innen und außen, erfassen. Häufig werden beim **Säuglingssoor** kombinierte Therapien verordnet, bei denen ein Mittel, das oral eingenommen wird, den Pilz von innen und eine Salbe die Hautpartien im Windelbereich äußerlich bekämpft.

Beim **Mundsoor** von Säuglingen, bei dem gleichzeitig eine Windeldermatitis vorliegt, gibt es mittlerweile ausreichende Erfahrungen über die schnelle Wirksamkeit von Teebaumöl, das in Salbenform auf den angegriffenen Kinderpopo aufgetragen wird. In reiner Form sollte es nicht auf die wunde, besonders empfindliche Haut des Säuglings gegeben werden. Aber auch schon in verdünnter Do-

Empfohlene Soor-Behandlung

sierung unterstützt es wirkungsvoll die vom Arzt verordneten oral einzunehmenden Mittel.

Die **orale Einnahme von Teebaumöl** hingegen erweist
sich als problematisch, da die Kinder den Geschmack
meist nicht mögen und deshalb die Nahrung verweigern,
in die Teebaumöl geträufelt wurde. Keinesfalls darf man
Zucker oder Honig als Süßstoff hinzugeben, da Pilze darauf sehr gut gedeihen. Da die innerliche Verwendung von
Teebaumöl, zumal bei Säuglingen, nicht risikofrei ist, sollte
man darauf verzichten und es nur äußerlich und in Salbenform auf die Pohaut auftragen.

Nagelbettinfektionen

Diese Pilzinfektionen, bei denen die Finger- und Ze-
hennägel von Pilzen befallen werden, sind auch unter dem
Namen Paronychie bekannt. Die Veränderung der Nägel
ist sehr schmerzhaft. Die Patienten werden an den befallenen Stellen äußerst druckempfindlich und vermeiden jede
Berührung und Bewegung. Die Nagelhaut unter der Hornhaut entzündet sich, der gesamte Nagel rötet sich und wird
rissig. Manchmal kommt es zu einer Verdickung des Nagels an einer Stelle, die sich dann ausweitet. In schlimmen
Fällen bricht er auf, wellt sich und muß gezogen werden.

Die Frage, ob diese Krankheit primär durch Pilzbefall
hervorgerufen wird oder ob Bakterien sie verursachen und
den Pilzen anschließend den Weg öffnen, ist strittig.

**Nur Teebaumöl
heilt Paronychie**

Gegen Paronychie gibt es kein zuverlässiges Heilmittel –
außer Teebaumöl! Uns sind Fälle bekannt, in denen diese
lästige und schmerzhafte Krankheit innerhalb kurzer Zeit

erfolgreich mit Teebaumöl behandelt wurde. Fingernägel und die Nägel der kleinen Zehen heilen relativ schnell, während der umfängliche und dickere Nagel am großen Zeh und auch der Daumennagel längere Zeit brauchen.

Der in anderem Zusammenhang bereits erwähnte Dr. Paul Belaiche von der Pariser Universität berichtet von der erfolgreichen Behandlung von elf Paronychie-Patienten mit Teebaumöl, von denen acht nach drei Monaten vollständig geheilt waren. Sie hatten zweimal täglich die entzündeten Nägel in Teebaumöl gebadet.[9]

Ein junger Mann aus Frankfurt verlor aufgrund eines hartnäckigen Nagelpilzes regelmäßig im Abstand von ein bis zwei Jahren seinen Nagel am großen Zeh, eine lästige, schmerzhafte und zeitaufwendige Angelegenheit, da der Zeh nach der operativen Entfernung des Nagels zwei Wochen brauchte, um zu heilen. Als der Betroffene von Teebaumöl erfuhr, begann er eigenmächtig mit einer präventiven Behandlung seines Fußes. Täglich badet er seine Füße in einem herkömmlichen Fußbadmittel aus der Apotheke, in das er fünf Tropfen Teebaumöl gibt. Zusätzlich reibt er abends die gefährdete Partie mit unverdünntem Teebaumöl ein. Seit Beginn der Behandlung ist der Zehennagel gesund geblieben – und das, obwohl seit der letzten Operation bereits dreieinhalb Jahre vergangen sind. Eine angenehme Begleiterscheinung der Behandlung ist das völlige Verschwinden des Fußschweißes, unter dem der junge Mann außerdem gelitten hatte.

Teebaumöl besiegt Fußnagelpilz

9 Paul Belaiche: «L'Huile essentielle de Melaleuca alternifolia dans les infections cutanées», in: Phytotherapy, September 1985

Teebaumöl gegen Pilzbefall der Fingernägel

Eine dem Teebaumöl gegenüber zunächst skeptisch eingestellte Kosmetikerin aus Berlin setzte dieses versuchsweise bei ihren Kundinnen zur Behandlung von Nagelpilzerkrankungen ein – allerdings zunächst halbherzig und ohne Überzeugung. Im Lauf der Zeit stellte sie fest, daß sie gute Ergebnisse damit erzielte, auch wenn bei sehr hartnäckigen Fällen von Pilzbefall – besonders dort, wo gleich mehrere Pilzsorten die Fingernägel befallen hatten – Teebaumöl allein eine völlige Ausheilung nicht gewährleistete. Als unterstützendes Mittel setzt diese Kosmetikerin Teebaumöl nun ständig ein.

Von einer anderen Kosmetikerin aus Memmingen ist uns bekannt, daß sie bei Paronychie erfolgreich mit Teebaumöl arbeitet. Sie schleift zunächst den Nagel ab, bis die dicke obere Hornschicht beseitigt ist, anschließend wird mehrmals täglich unverdünntes Teebaumöl auf den Nagel geträufelt. Bei besonders hartnäckigen Fällen von Nagelpilz ist möglicherweise ein wiederholtes Abschleifen erforderlich. Schon seit längerer Zeit hat diese Kosmetikerin ihren eigenen Angaben zufolge noch jeden Nagelpilz auf diese Weise kuriert. Allerdings möchten wir vor einer so durchgreifenden Selbstbehandlung warnen und dringend empfehlen, die Behandlung von einer kompetenten Fachkraft durchführen zu lassen.

Fußpilz

Fußpilz ist eine hochinfektiöse Tinea-Pilzerkrankung, bei der sich die Fußhaut besonders zwischen den Zehen und auf der Fußunterseite verändert. Sie rötet sich, juckt, näßt und bildet eine weißliche Schicht, die sich immer wieder ablöst und entzündete Bläschen sichtbar werden läßt.

Bei einer Fußpilzerkrankung sollte man öffentliche Schwimmbäder meiden, nicht barfuß laufen (außer in den eigenen Sandalen), insgesamt also verantwortungsbewußt darauf achten, andere nicht anzustecken. Verwendete Socken sollten nur aus Naturfasern bestehen und separat mit speziellen Pilzmitteln gewaschen werden. Auch hier wirkt die Zugabe von Teebaumöl antiseptisch unterstützend.

Die beiden oben bereits erwähnten Studien von Penfold/Morrison und Morton Walker belegen die erfolgreiche Behandlung von Fußpilzerkrankungen mit Teebaumöllösungen unterschiedlicher Konzentrationen, die allesamt zu positiven Reaktionen führten.

Empfohlene Fußpilz-Behandlung

Bei Fußpilzbefall kann man auf die gereinigten Hautstellen zwei- bis dreimal täglich über einen Zeitraum von fünf bis sieben Tagen einige Tropfen reinen Öls aufbringen. Auch empfiehlt sich die regelmäßige Anwendung einer Salbe auf der Basis von Teebaumöl, die auch noch einige Zeit nach Abklingen der Hautsymptome benutzt werden sollte. Eine langfristige Nachbehandlung ist deshalb angeraten, weil sich die Pilzsporen tief in der Haut einnisten und deshalb besonders schwer zu bekämpfen sind.

Fußpilzbehandlung mit Teebaumöl

Ein Ratsuchender aus Berlin erhielt die Empfehlung, gegen seinen Fußpilz Teebaumöl einzusetzen. Als das 10-ml-Fläschchen leer war, war auch der Pilz verschwunden, und der Mann hörte mit der Behandlung auf. Nach zwei Wochen war der Fußpilz jedoch wieder da!

Verständlicherweise war der Mann sehr ärgerlich und beschwerte sich bei Michael Diedrich. Diedrich erklärte ihm, daß er die Eigenbehandlung wieder aufnehmen und zusätzlich einen Arzt oder Heilpraktiker aufsuchen sollte, da der Pilz sich im ganzen Körper ausbreiten und besonders im Darm einnisten könne. Drei Wochen später meldete sich der Mann und teilte mit, er sei medizinischen Untersuchungen zufolge völlig verpilzt und müsse eine gründliche Pilzkur machen. Ein Jahr später hatte er eine erfolgreiche Darmsanierung hinter sich und war auch vom Fußpilz befreit.

Weitere Entzündungen

Der Übergang zwischen den Nasen- und Gehörkanälen ist in den ersten Lebensjahren noch nicht geschlossen. Wenn kleine Kinder erkältet sind und noch nicht wissen, wie sie sich schneuzen können, bleibt der Schnupfen in der Nase und wird in Richtung Ohren gedrückt. So kommt es leicht zu den gefürchteten Ohrentzündungen, unter denen die Kinder wegen der starken Schmerzen entsetzlich leiden.

Ohrinfektionen

Eine Ohrentzündung, besonders im Mittelohr, sollte unverzüglich vom Facharzt behandelt werden, um die gefürchteten Komplikationen, die dadurch eintreten können, zu verhindern. In der Regel verordnet der Arzt eine Behandlung mit Antibiotika. Sie können diese Behandlung mit Teebaumöl unterstützen, um Ihrem schmerzgequälten Kind eine möglichst baldige Linderung zu verschaffen: Reiben Sie sein Außenohr, die äußere Ohrmuschel, mit dem Öl ein, und tränken Sie damit einen Wattetupfer, den Sie vorsichtig vor dem Gehörgang anbringen. Tropfen Sie aber niemals Teebaumöl ins Ohr hinein!

Bei einer Entzündung des äußeren Ohres, wie sie besonders im Sommer bei Jugendlichen vorkommt, die viel in Seen baden und tauchen, kann die Behandlung mit Teebaumöl ausreichend sein. Morgens und abends reibt man vorsichtig einen Tropfen auf die äußere Partie der Ohrmuschel. Sollten die Beschwerden nach drei Tagen noch nicht beseitigt sein, brechen Sie bitte die Behandlung ab! Spätestens jetzt sollte man ärztlichen Rat einholen, insbesondere wenn das Gefühl, Wasser im Ohr zu haben und daher schlecht zu hören, anhält und begleitet wird von Juckreiz, starker Ohrenschmalzproduktion oder gar Schmerzen.

Teebaumöl bei Ohrentzündung

Eine leidgeprüfte Mutter schreibt, daß ihr dreijähriger Sohn bereits sechsmal (!) an Ohrentzündungen erkrankt war. Meistens war er mit Antibiotika behandelt worden, was der Mutter verständlicherweise Sorgen bereitete. Nachdem sie einen Vortrag über Teebaumöl gehört hatte, wagte sie bei den ersten Anzeichen von Ohrenschmerzen, die ihr Kind zeigte, eine Behandlung damit. Sie träufelte zwei Tropfen Teebaumöl in 30 ml warmes Wasser und steckte einen damit getränkten Wattebausch, den sie mehrmals täglich austauschte, ins Ohr des Kindes. Mit Erfolg, denn die Ohrenschmerzen legten sich und traten seither nicht wieder auf.

Gelenkinfektionen

Gelenkinfektionen haben sehr unterschiedliche Ausprägungen und Ursachen. Zu ihnen gehören arthritische Verschleißerscheinungen der Knochengelenke ebenso wie rheumatische Beschwerden, die durchaus auch junge Menschen betreffen können. Sie können durch falsche Ernährung, durch dauerhaft bestehende Feuchtigkeit im Wohnbereich oder durch unentdeckte Eiterherde im Körper entstehen. Nicht selten jedoch läßt sich die Ursache der Krankheit gar nicht herausfinden.

Knochengelenksentzündungen sind extrem schmerzhaft. Rheumatiker fürchten jederzeit den sogenannten «Schub», die akute Entzündung, bei der die Schmerzen unerträglich werden und die betroffenen Körperteile unbeweglich sind. Vor einigen Jahren wurde ein Antikörper entdeckt, der Rheumafaktor, der nicht fremde Krankheitserreger, sondern körpereigenes Gewebe bekämpft. Der Rheumafaktor beginnt seinen Kampf an schlecht durchbluteten Stellen, etwa der Gelenkinnenhaut, die er zerstört. Danach trifft die Entzündung auf Knorpel, Bänder und schließlich Knochen. Bei der Behandlung von Rheuma ist man mittlerweile dazu übergegangen, statt mit der traditionellen Wärmebehandlung genau gegenteilig zu verfahren: Auf die entzündeten Stellen werden Eispackungen gelegt, um die Schwellungen zu verringern. Ein weiteres wichtiges Element ist die Bewegung. Die betroffenen Stellen sollten so oft wie möglich bewegt werden – gegen den Schmerz, der dadurch entsteht. Man will dadurch verhindern, daß die Knochenhaut am Knochen antrocknet, wodurch die Antikörper dann weiterhin den Knochen angreifen und ihn geradezu «löchern» würden.

Beim Kampf gegen das Rheuma sind Disziplin und Willenskraft die wichtigsten Hilfsmittel. Entgegen der Neigung, stillzuhalten, wenn eine Bewegung schmerzt, muß der Rheumakranke dauerhaft die Bewegung und den damit verbundenen Schmerz suchen.

Teebaumöl lindert rheumatische Beschwerden

Neben dem Eis ist auch das Teebaumöl ein kleines, aber durchaus effizientes Hilfsmittel. Wenn man die schmerzenden Stellen damit einreibt, kann man dreierlei erreichen: Es wirkt abschwellend, entzündungshemmend und entfaltet zudem eine lokal schmerzlindernde Wirkung, was wiederum den Kranken dabei unterstützt, sich gezielt zu bewegen.

Ob Hildegard von Bingen, jene berühmte mittelalterliche Naturheilerin, die eine Rheumasalbe aus Wermutblättern, Hirschtalg und Hirschmark empfiehlt, auch Teebaumblätter hinzugefügt hätte, wäre ihr dieser Baum bekannt gewesen, wissen wir nicht. Aber wir können es uns gut vorstellen.

Venenentzündungen

Auch Venenentzündungen lassen sich gut mit Teebaumöl behandeln, besonders im Anfangsstadium. Diese Erkrankungen sind häufig eine Folge von Krampfadern, besonders im Unterschenkelbereich. Liegt eine Bindegewebsschwäche vor und/oder übt man einen Beruf aus, in dem man überwiegend steht, auch wenn Frauen bei gleichzeitiger Einnahme der Antibabypille rauchen, dann besteht die Gefahr, daß die Venen stark hervortreten und sich in ihnen das Blut staut. Ödeme und Geschwüre können sich bilden. Im ungünstigsten Fall ist mit einer Thrombose zu rechnen, bei der sich in den Venen ein Blutpropf bildet. Wird dieser nicht rechtzeitig durch blutverdünnende Mittel aufgelöst, kann er sich auf die Wanderschaft begeben und eine tödliche Embolie herbeiführen.

Empfohlene Behandlung bei Venenentzündung

Wer zu Krampfadern und Venenschwäche neigt, kann durch Sport, insbesondere Schwimmen und Radfahren, vorsichtige Massagen und Stützstrümpfe den beschriebenen krassen Folgeerkrankungen vorbeugen. Teebaumöl hat sich als sehr hilfreiches Massageöl bei Krampfadern bewährt. Bei beginnenden Venenentzündungen und Geschwüren kann man das Bein vorsichtig damit einreiben und die betroffene Stelle mit einem mit Teebaumöl getränkten Tuch umwickeln. Offene Geschwüre werden mit warmem Wasser, in das einige Tropfen Teebaumöl gegeben wurden, regelmäßig gesäubert und anschließend mit einem teebaumölgetränkten Tuch umwickelt. Allerdings gilt auch hier, daß in schlimmeren Fällen die ärztliche Aufsicht bei jeder Selbstbehandlung unerläßlich ist.

Hämorrhoiden

Diese Krampfadern im Afterbereich entstehen durch mangelnde Bewegung, besonders durch ständiges Sitzen. Das führt dazu, daß sich die Venen im unteren Darm und am Darmausgang erweitern. Zunächst bemerkt man einen Juckreiz. In schlimmeren Fällen platzt eine solche Krampfader, was schmerzhaft ist und zu Infektionen führen kann. Starke Hämorrhoiden bedürfen ärztlicher

Behandlung, insbesondere die inneren. Ansonsten können Sie sich mit Teebaumöl sehr gut helfen.

Empfohlene Hämorrhoiden- Behandlung

Betupfen Sie die infizierte Stelle regelmäßig mit einem Wattetupfer, auf den Sie einige Tropfen Teebaumöl gegeben haben. Säubern Sie die Stelle nach jedem Stuhlgang mit diesem Mittel, da es zusätzlich zur Schmerzlinderung auch desinfiziert. Als besonders angenehm werden warme Sitzbäder mit in etwas Milch aufgelöstem Teebaumöl empfunden.

Heilerfolg durch Teebaumöl bei Hämorrhoiden

Ein 67jähriger Mann berichtete von einer erfolgreichen Eigenbehandlung seiner Hämorrhoiden. Er löste 20 Tropfen Teebaumöl in einem Eßlöffel Jojobaöl auf und bestrich damit die schmerzenden Stellen. Das verstärkte zunächst den Schmerz, aber nach einigen Stunden gingen die Beschwerden regelmäßig zurück, zumindest der Juckreiz war dann verschwunden. Diese Behandlung wiederholte er einige Tage lang mehrmals täglich. Während der Nachbehandlung machte er zwei- bis dreimal wöchentlich ein Sitzbad, wobei er zehn Tropfen Teebaumöl in etwas Milch emulgierte und diese Lösung in warmes Wasser gab.

Erkältungskrankheiten

Die meisten Erkältungskrankheiten entstehen durch Virusinfektionen. Besonders in der sogenannten Übergangszeit, also in Frühjahr und Herbst, ist der Körper damit beschäftigt, sich auf veränderte Außentemperaturen einzustellen. Deshalb ist sein Abwehrsystem vorübergehend geschwächt, und Viren können ihn leichter angreifen. Auch eine zu trockene Luft während der Heizperiode, allgemeine Überarbeitung und Streß sowie mangelnder Schlaf können für eine besondere Anfälligkeit gegenüber Erkältungskrankheiten verantwortlich sein.

Bei der Vorbeugung oder Behandlung von Erkältungskrankheiten ist also die Stärkung unserer natürlichen Abwehrkräfte von größter Bedeutung. Härten Sie sich gegenüber Temperaturschwankungen ab, wird Ihr Immunsystem von ganz allein in der Lage sein, selbst mit Viren fertig zu werden. Halten Sie sich also viel im Freien auf, gehen Sie in die Sauna, machen Sie Kneipp-Kuren oder ähnliches. Unsinnig ist dagegen die Behandlung mit Antibiotika, da diese nicht Viren, sondern nur Bakterien töten – und zwar auch solche, die der Körper braucht.

Empfohlene Behandlung bei Erkältung

Wenn Sie dennoch von Husten, Schnupfen, Heiserkeit erwischt werden, hilft Ihnen das Teebaumöl, den unangenehmen Zustand rasch zu überwinden. Seine antiseptische Eigenschaft und die Fähigkeit, Sekrete gründlich und wirkungsvoll aufzulösen, machen ein Kopfdampfbad, dem einige Tropfen Teebaumöl beigegeben sind, zu einem bewährten Helfer. Das gilt auch, wenn der **Schnupfen** so stark geworden ist, daß bereits die Nasen- und Stirnhöhlen angegriffen sind. Wir selbst konnten am eigenen Leib erfahren, daß eine sich ankündigende **Stirn- und Nasennebenhöhlenentzündung** nach zweieinhalbtägiger Behandlung mit Teebaumöl-Kopfbädern beseitigt war.

Teebaumöl heilt Stirnhöhlenentzündung

Anne Simons wurde kürzlich am Wochenende von einer Stirnhöhlenentzündung erwischt. Da sie am Montag darauf einen wichtigen Termin wahrzunehmen hatte, machte sie während des Wochenendes im Abstand von drei bis vier Stunden regelmäßige Kopfbäder: In eine Schüssel mit kochend heißem Wasser träufelte sie zehn Tropfen Teebaumöl. Dann hielt sie den Kopf zehn Minuten in den Dampf. Nach zwei Tagen waren die entzündeten Gesichtsgänge von Eiter und Schnupfensekreten befreit und der pochende Kopfschmerz verschwunden. Anne Simons fühlte sich am Montagmorgen wieder völlig gesund.

Manche Erkältungen beginnen mit **Husten und Heiserheit.** Auch hier bringt Teebaumöl schnelle Linderung, wenn man damit inhaliert und zusätzlich mit einer Teebaumöllösung den Hals ausspült.

Bei **Bronchialkatarrh** hat sich ein feuchtwarmer, mit einigen Tropfen Teebaumöl und Wasser getränkter Umschlag als heilsam erwiesen.

Teebaumöl in der Duftlampe

Begleitend empfiehlt sich bei jeder Erkältung die Benutzung einer Duftlampe. Man gibt einige Tropfen Teebaumöl ins Wasser und läßt diese Flüssigkeit verdampfen. Das befreit die Atemwege, wirkt antibakteriell und bekämpft den Schnupfen. Die Duftlampe kann auch über Nacht im Schlaf- oder Kinderzimmer stehen bleiben.

Säuglinge oder Kleinkinder leiden oft unverhältnismäßig an Schnupfen, da sie sich noch nicht schneuzen können und voller Schrecken auf Atembeschwerden reagieren, wenn sie mit einer verstopften Nase aufwachen und keine Luft bekommen. Hier bringen einige Tropfen Teebaumöl, die man auf oder unter das Kopfkissen sprenkelt oder unter der Nase direkt auf die Haut reibt, dem Kind Erleichterung. Das Teebaumöl kann auch in einen Luftbefeuchter gegeben werden.

Teebaumöl bei Erkältung

Michael Diedrich war früher mehrmals jährlich erkältet, besonders im Herbst und im Winter, was er auf den starken Smog über Los Angeles zurückführt, der sein Immunsystem schwächte. Erkältungen greifen ihn mittlerweile kaum noch an. Die regelmäßige Benutzung von Teebaumöl stärkt ganz offensichtlich den gesamten Organismus. Tauchen doch einmal ansatzweise erste Anzeichen einer Erkältung auf, reibt er unverdünntes Teebaumöl auf Brust und Hals und gurgelt zusätzlich alle zwei bis drei Stunden mit einer Mundspülung, die er sich aus in Milch und Wasser aufgelöstem Teebaumöl bereitet. Während Michael Diedrich früher gegenüber den Infektionen äußerst anfällig war, die seine im Krankenhaus tätige Frau nach Hause brachte, steckt er sich bei ihr mittlerweile nicht mehr mit Husten, Schnupfen oder Heiserkeit an. Übrigens ist in diesem Zusammenhang eine Mischung aus fünf Tropfen Teebaumöl und fünf Tropfen Eukalyptus Radiata (KBA) sehr zu empfehlen. Sie erleichtert die Atmung und läßt den Husten abklingen, wobei sie gleichzeitig so mild ist, daß sie die Schleimhaut nicht reizt. Viele Aromatherapeuten verwenden diese angenehm riechende Mischung.

Teebaumöl als Insektizid

Die australischen Ureinwohner und die Buschmänner wissen um die besonderen Vorzüge des Teebaumöls als Mittel gegen praktisch alle Arten von Tiergiften. Ob bei Mückenstichen, Ameisenbissen, gegen Zecken, giftige Spinnen, ja sogar bei Schlangen- und Skorpiongift kann das unverzüglich applizierte Teebaumöl entgiftend und neutralisierend wirken.

Insektenstiche und -bisse

In unseren Breiten sind giftige Spinnen und Schlangen natürlich weniger von Bedeutung. Dennoch gibt es eine ganze Reihe lästiger Folgen von Insektenbissen oder -stichen, gegen die uns Teebaumöl hilft. Juckreiz und Schwellungen lassen unverzüglich nach, wenn nach einem Mückenstich oder Ameisenbiß Teebaumöl aufgetragen wird. Sogar bei den schmerzhafteren Bienen- und Wespenstichen, bei Bissen von Flöhen, Tausendfüßlern und Spinnen bringt Teebaumöl Linderung. Wichtiger noch: Es hilft dabei, die betroffenen Stellen zu sterilisieren, so daß eine Entzündung vermieden wird, die ansonsten aufgrund zurückgebliebener Fremdkörper wie Stachel oder Zangen zu erwarten wäre.

Wenn man nach einem Giftbiß oder -stich unverzüglich Teebaumöl auf die Wunde reibt, kann man das Risiko einer allergischen Reaktion auf Insektengift, unter der nicht wenige Menschen zu leiden haben, eindämmen. Wie man weiß, können solche allergischen Reaktionen sogar zu Atem- und Herzstillstand und somit zum Tod führen. Bei gefährlichen Bissen sollte das Teebaumöl wiederholt aufgetragen werden, wobei es auch in die Haut um die Wunde herum einmassiert wird, damit seine tief ins Gewebe reichende Wirkkraft verhindert, daß das Gift in den Blutkreislauf gerät.

Häufig sind es nicht die Wunden allein, die uns beunruhigen, sondern ebenso die Parasiten, die durch den Insektenbiß oder -stich in den Körper gelangen, etwa im Falle der Übertragung von Malaria oder Enzephalitis. Rechtzeitig aufgetragenes Teebaumöl tötet diese Krankheitserreger, bevor sie in den Blutkreislauf eindringen und möglicherweise schlimme Krankheiten hervorrufen können.

Teebaumöl gegen Insektengifte

Bei ihrer kürzlich mit Freunden in British Columbia, Kanada, unternommenen Reise an einen mückenreichen See konnten sich Anne Simons und ihr Sohn als einzige erfolgreich gegen die Unmengen Stechmücken schützen. Die Freunde hatten alle eigene Präparate mitgebracht, wurden aber stark zerstochen und litten später noch lange unter Juckreiz, während die speziell angerührte Mückenschutzlotion mit Teebaumöl die Mücken weitgehend abhielt und vereinzelte Stiche schnell verschwinden ließ, ohne daß die beiden unter Juckreiz litten. Um auch nachts gegen die Mücken gewappnet zu sein, stellte Anne Simons in ihrer Schiffskabine ein Schälchen mit einem Teelöffel voll Teebaumöl auf den Nachttisch. Das war deshalb notwendig, weil die Mückengitter an den Fenstern alt und teilweise löchrig waren. Während die Freunde am nächsten Morgen unausgeschlafen und zerkratzt nach einer «Nacht der Mückenkämpfe» erschienen, waren Anne Simons und ihr Sohn unbelästigt geblieben und deshalb ausgeruht wie immer.

Eine Göttinger Obsthändlerin war beim Umpacken von Birnen von einer Wespe gestochen worden, woraufhin der ganze Unterarm anschwoll und sich rötete. Besonders litt sie unter einem starken stechenden Schmerz. Auf den Unterarm aufgetragenes Teebaumöl half zwar unverzüglich gegen den Schmerz, nicht aber gegen die Rötung und Schwellung. Eine Kollegin halbierte daraufhin eine rohe Zwiebel und legte sie mit den Schnittstellen auf die Stichwunde. Tatsächlich zog der Zwiebelsaft das Wespengift aus dem Arm, so daß die Schwellung nach zehn Minuten zurückging. Die Kombination von Zwiebel (zur Umwandlung des Wespengiftes) und Teebaumöl (zur Schmerzlinderung und Desinfektion) war in diesem Fall offenbar ideal geeignet.

Blutegel

Die australischen Buschmänner, die sich durch Sumpfgegenden kämpfen, wissen, wie hilfreich Teebaumöl gegen Blutegel ist. Man trägt einfach einen Tropfen auf den Parasiten auf, und schon löst er sich von der Haut. Menschen, die sich viel in der Natur aufhalten, Angler, Jäger, Bergwanderer und andere, sollten Teebaumöl bei sich haben, um gegen diese schmerzhaften Bisse gewappnet zu sein.

Eine junge Frau aus Düsseldorf, die regelmäßig in blutegelreichen Gegenden Urlaub macht, schrieb uns, daß sie diesen Parasiten wirkungsvoll mit Teebaumöl begegnen konnte. Sie tränkte einen Wattebausch mit Teebaumöl und bedeckte den Blutegel damit, der daraufhin starb und abfiel. Anschließend rieb sie die Bißstelle nochmals gründlich mit Teebaumöl aus, so daß der Juckreiz praktisch verschwand.

Teebaumöl gegen Blutegelbisse

Zecken

Zecken lassen sich hervorragend mit Teebaumöl beseitigen. Es ist eigentlich erstaunlich, daß Teebaumöl auf Insekten so stark toxisch wirkt und auf Menschen nicht. Im Fall von Zecken – von denen es gefährliche Arten gibt, die zum Beispiel Meningitis übertragen – ist es jedenfalls so, daß sie auf Teebaumöl ausgesprochen empfindlich reagieren: Entweder sie lassen sich fast augenblicklich fallen – und zwar, ohne in der Haut Rückstände, zum Beispiel ihre Zangenwerkzeuge, zu hinterlassen –, oder sie verenden und fallen dann ebenfalls ab. Reinigen Sie nach einem Zeckenbiß die Hautstelle gründlich mit Teebaumöl, um eventuell übertragene Mikroben, Speichel- oder Exkrementrückstände zu zerstören und die Wunde zu desinfizieren.

In Gegenden, in denen im Sommer Zecken weit verbreitet sind, empfehlen wir die regelmäßige Benutzung von Teebaumöl-Shampoo für diejenigen, die sich viel im Freien aufhalten.

Kopfläuse

Kopfläuse scheinen eine geradezu unausrottbare Plage zu sein. Das hängt damit zusammen, daß sie sich durch engen zwischenmenschlichen Kontakt und unvollkommene Hygiene vermehren – wie sie eben für kleine Kinder kennzeichnend ist, in deren eigener Spiel- und Traumwelt das pflichtgemäße Händewaschen nach der Toilette oder vor dem Essen oft keinen Raum findet. So ist es kaum verwunderlich, daß in Kindergärten und Grundschulen immer wieder Kopfläuse auftreten, die sich auch rapide verbreiten, sobald sie einmal da sind. Kopfläuse heften ihre Eier an den Haarschaft direkt an der Kopfhaut. Übrigens können auch andere Haarpartien – bei Erwachsenen etwa in den Achselhöhlen, auf der Brust oder im Schambereich – betroffen sein.

Das Blutsaugen der Läuse ruft einen starken Juckreiz hervor. Zwangsläufig kratzen die Kinder die betroffenen Stellen auf, wobei sie die Eier anschließend an den Händen und unter den Fingernägeln haben, von wo aus sie diese an andere Körperstellen und auf andere Kinder übertragen.

Diesen unappetitlichen Prozeß kann man mit Hilfe einer Teebaumölbehandlung schnell unterbinden. Teebaumöl scheint seine hohe Wirksamkeit bei der Bekämpfung von Kopfläusen aus seiner Fähigkeit zu beziehen, deren Eier aufzulösen. Gleichzeitig heilt und desinfiziert es die entzündeten Hautstellen.

Bei einem Befall von Kopfläusen mit entsprechender Entzündung sollte man den gesamten Körper behandeln. Waschen Sie Haare und Haut mit einem Dusch- und Haargel, in das Sie einen Eßlöffel Teebaumöl eingerührt haben. Lassen Sie das Mittel zehn bis 15 Minuten einwirken, bevor Sie Haare und Haut mit warmem Wasser auswaschen, dem nochmals Teebaumöl (ein Teelöffel) beigegeben ist. Achten Sie darauf, daß das mit Teebaumöl angereicherte Shampoo nicht in die Augen kommt. Anschließend kämmen Sie die betroffenen Haarstellen sorgfältig mit einem in Teebaumöl getränkten Kamm durch. Benutzen Sie eine Zeitlang nach dieser Behandlung weiterhin Teebaumöl-Shampoo.

Empfohlene Behandlung bei Kopfläusen

Natürlich gibt es auch andere Mittel gegen Kopfläuse, aber Teebaumöl hat den unbestreitbaren Vorteil, natürlich zu sein und für die Kinder in der Regel keine Nebenwirkungen zu haben, während chemische Mittel gelegentlich zu allergischen Reaktionen führen können.

Als Michael Diedrich in Magdeburg Teebaumöl vorstellte, zeigte sich besonders die Inhaberin eines Naturkostladens skeptisch gegenüber «unseriösen westlichen Geschäftemachern». Als sie erwähnte, daß

Teebaumöl gegen Kopfläuse

einige Kundinnen bei ihr nach einem Mittel gegen Kopfläuse gefragt hatten, da zu dieser Zeit im benachbarten Kindergarten diese Plage aufgetreten war, bot Diedrich ihr einige Flaschen Teebaumöl an, die sie erst nach einer positiven Rückmeldung ihrer Kunden zu bezahlen brauchte. Tatsächlich meldete sich die Geschäftsfrau nach drei Wochen bei Diedrich – nicht nur, um die erhaltenen Flaschen zu bezahlen, sondern auch, um neues Teebaumöl zu bestellen. Der Grund: Teebaumöl hatte in dem Kindergarten den Kopfläusen schnell Einhalt geboten.

Krätze

Ein anderer, nicht weniger unangenehmer Hautbefall durch winzige Tiere ist die Krätze, die durch Milben ausgelöst wird und ebenfalls extrem leicht übertragen wird: entweder durch direkten Hautkontakt oder indem man Gegenstände anfaßt, die zuvor von jemandem berührt wurden, der an Krätze leidet.

Ganz sicher infiziert man sich in einem Bett, in dem zuvor ein von diesem Befall Betroffener gelegen hat. Die Milben bohren Gänge unter die Haut, in die sie ihre Eier legen, vorzugsweise zwischen den Fingern, an Hand- und anderen Gelenken und im Genitalbereich. Dadurch entstehen schmerzhafte und sehr stark juckende Entzündungen.

Teebaumöl hat auf Milben eine stark toxische Wirkung, so daß es ein wirkungsvolles Mittel gegen Krätze ist und sofortige Erleichterung bringt. Man benutzt es in diesem Fall genauso wie als Mittel gegen Kopfläuse.

Zu einer Krätzebehandlung gehört eine umfassende Desinfizierung der Körper- und Bettwäsche sowie aller Gegenstände, mit denen der von Krätze Betroffene in Berührung gekommen ist. Auch bei der Desinfektion von Wäsche und Gegenständen läßt sich Teebaumöl, etwa als Zusatz zum Waschmittel in die Waschmaschine, verwenden.

Empfohlene Behandlung bei Krätze

Vorbeugung gegen Insektenstiche

Für Teebaumöl konnte eine starke Repellentwirkung gegenüber Mücken nachgewiesen werden, das heißt, diese Insekten werden davon abgestoßen und vertrieben. Teebaumöl läßt sich daher auch vorbeugend gegen Insektenstiche benutzen. Menschen mit dem sogenannten «süßen Blut», die dauernd gestochen werden, können sich schützen, indem sie sich mit einer Seife aus Teebaumöl waschen und anschließend mit einer Körperlotion eincremen, die sie mit einigen Tropfen Teebaumöl angereichert haben. Wenn Sie in ein sehr mückenreiches Feriengebiet – etwa an einen großen See oder in bestimmte Gegenden Skandinaviens – fahren, sollten Sie Ihr Teebaumöl unbedingt dabei haben, um die Belästigungen durch Mückengesurre und Stiche so gering wie möglich zu halten. Probieren Sie aus, auf welche Weise Sie die Mücken am besten fernhalten: ob mit einer Aromalampe, in der Sie das Öl verdunsten lassen, oder mit einer Duftkerze, bei der man aus geschmolzenen Kerzenresten eine neue Kerze formt und in das heiße Wachs einige Tropfen Teebaumöl verteilt.

Für die Nacht empfehlen wir ebenfalls, eine Aromalampe im Schlafzimmer aufzustellen. Man kann auch mit einer Sprühflasche eine Wasser-Teebaumöl-Lösung über das Bett sprayen – vor dem Schlafengehen trocknen lassen! – oder einzelne Tropfen auf, neben und unter dem Bett verteilen. Die Intensität des Einsatzes von Teebaumöl hängt zum einen von der Menge der Mücken ab, zum anderen von der persönlichen Geruchsempfindlichkeit.

Teebaumöl in der Zahnmedizin

Der Einsatz von Teebaumöl hat im Bereich der Zahnmedizin bereits eine lange Tradition, nicht nur bei den Aborigines, sondern auch bei den weißen Australiern. Schon zu Beginn dieses Jahrhunderts wurde Teebaumöl in fortschrittlichen australischen Zahnarztpraxen eingesetzt. Seit den siebziger Jahren ist es auch in den USA ein wichtiges Hilfsmittel der Zahnmedizin.

Zunächst wurde Teebaumöl besonders als Zahnpflegemittel eingesetzt, mit dem man regelmäßige Mundspülungen durchführte. Während herkömmliche antiseptische Mittel gegen entzündetes und eitriges Zahnfleisch häufig auch das gesunde Zahnfleisch negativ beeinträchtigen, fand man bald heraus, daß das Teebaumöl nicht nur völlig unschädlich im Mundraum agiert, also keinerlei Nebenwirkungen zeigt, sondern auch höchst wirksam Eiter beseitigt. Aufgrund seiner antibakteriellen Wirkung gehen Zahnfleischentzündungen binnen kurzem zurück.

Zahnfleischentzündungen

Mehr als 90 Prozent der westlichen Menschen leiden unter dieser lästigen Krankheit, die auch Gingivitis genannt wird. Sie äußert sich durch Wundheit und Blutungen oder durch Blasenbildung des Zahnfleisches. In chronischen Fällen, bei der Paradentose, zieht sich das Zahnfleisch schubartig zurück. Bei einer Zahnfleischentzündung besteht die Gefahr, daß durch die vielen eindringenden Keime das Zahnfleisch nachhaltig zerstört wird und es seine Aufgabe, den Zähnen Halt und Schutz zu geben, nicht mehr erfüllen kann. Bekannt sind die schrecklichen Geschichten von Menschen, deren Zahnfleisch sich so weit zurückgebildet hat, daß auch Zahnprothesen keinen Halt mehr finden.

Im Normalfall ist das Zahnfleisch ein besonders starkes Gewebe, das die Zähne eng umschließt und so vor Infektionen schützt. Wenn aber dieser Schutz entfällt, eben weil das Zahnfleisch selbst angegriffen ist, können Infektionen sich ungehindert entwickeln und, falls sie über einen längeren Zeitraum anhalten, den Zahnschmelz angreifen, so daß sich als Folge einer Zahnfleischentzündung auch noch Karies entwickeln kann.

Aufgrund der Vielfalt der Mikroorganismen, die sich in der Mundhöhle befinden, erfordert die Behandlung von Mundkrankheiten den Einsatz eines antibakteriellen Breitbandmittels mit den Eigenschaften, über die Teebaumöl verfügt. Seine regelmäßige Anwendung reduziert die Anzahl der schädlichen Bakterien und Pilze im Mund, ohne die für die Breitband-Antibiotika typischen Nebenwirkungen zu entfalten. Gleichzeitig bringt es dem entzündeten Zahnfleisch Linderung. Durch die Zerstörung von Krankheitserregern wird der Heilungsprozeß beschleunigt, und Schmerzen sowie Blutungen werden häufig unverzüglich nach der Anwendung von Teebaumöl gestillt.

Ein neues Gebiß setzte einem älteren Herrn, der an mehreren Stellen im Mund wund war, fürchterlich zu. Er konnte nicht kauen, und auch der schöne Anblick seiner neuen dritten Zähne konnte ihn für den ständigen Wundschmerz nicht entschädigen. Er tropfte reines Teebaumöl direkt aus der Flasche auf die wunden Stellen und empfand sofortige Erleichterung. Es dauerte insgesamt zwei Wochen, bis er seine neuen Zähne überhaupt nicht mehr spürte.

Vorsicht: Teebaumöl sollte nicht pur an die Prothese kommen, da es Kunststoff angreift.

Wundheit durch Gebißdruckstellen

Karies

Auch im Falle von Karies, der Infektion des Zahns und seiner Wurzel, gehört Teebaumöl in Australien seit langem zur gängigen Behandlungsmethode: Bereits einige Tage, bevor ein Zahn gebohrt oder gezogen wird, soll er auf zahnärztliche Anweisung mit Teebaumöl eingerieben werden, um so eine Entzündung nach dem Eingriff zu vermeiden. Auch während der Behandlung wird Teebaumöl auf die behandelte Stelle appliziert, sowohl in gebohrte Löcher, bevor sie gefüllt werden, als auch auf das wunde Zahnfleisch nach einer Extraktion.

Wegen seiner schmerzstillenden Wirkung wird Teebaumöl in Australien und den USA von Zahnärzten als natürliches Betäubungsmittel mit antiseptischer Wirkung eingesetzt. Die betäubende Wirkung kann man selbst leicht erfahren, wenn man einen Tropfen Teebaumöl auf die Zunge träufelt. Man merkt sofort, daß die Stelle etwas taub wird.

Klinische Studie bestätigt antibakterielle Wirkung von TTO

Mittlerweile wurde die starke antibakterielle Wirkung des unverdünnten Teebaumöls durch eine wissenschaftliche Studie bestätigt. Sie wies nach, daß es auch jene oralen Krankheitserreger tötet, die für die Entstehung beziehungsweise Weiterentwicklung von Karies verantwortlich sind.[10] Es wird empfohlen, dreimal täglich nach dem Zähneputzen zwei bis drei Tropfen Teebaumöl mit einem Wattestab direkt auf die kranken Zähne zu tupfen. Auf das kranke Zahnfleisch sollte das Öl morgens und abends sparsam aufgetragen werden.

Unterstützend kann man sowohl bei der Zahnfleischentzündung als auch im Fall von Karies regelmäßige Mundspülungen mit einer Teebaumöllösung durchführen sowie eine Teebaumöl-Zahncreme verwenden.

Mundgeruch

Mundspülungen mit einer Teebaumöllösung sind auch dann sehr zu empfehlen, wenn man unter Mundgeruch leidet. Üblen Mundgeruch, dessen Ursachen in Bakterien im Mund- und Halsbereich liegen, kann man in der Regel mit einer Teebaumölbehandlung beseitigen. Im Gegensatz zu den meisten herkömmlichen Mundspülmitteln, die zu diesem Zweck empfohlen werden, ist Teebaumöl, auch unverdünnt, bekömmlich und hat keine Nebenwirkungen. Hingegen enthalten viele Mundwässer Zusätze, die aggressiv auf die Mundschleimhäute wirken. Gelegentlich haben sie einen recht hohen Alkoholgehalt, was sich ebenfalls ungünstig auf die Schleimhäute auswirkt.

10 L. Longstaff, L. J. Walsh: «The antimicrobial effects of an essential oil on selected oral pathogens», in: Periodontology, 1987, 8, S. 11–15

Teebaumöl kann man morgens und abends auf das Zahnfleisch und die Zunge streichen. Wenn – normalerweise nach einer Woche – die geruchsauslösenden Keime abgetötet sind, ist auch der Mundgeruch verschwunden.

Wenn das aber nicht der Fall ist, kann man davon ausgehen, daß der schlechte Geruch andere Ursachen hat. Eine harmlose Erklärung liegt in den Eßgewohnheiten. Natürlich riecht man, wenn man ständig rohe Zwiebeln ißt oder Knoblauchzehen kaut, übrigens nicht nur aus dem Mund, sondern man schwitzt den Geruch auch durch die Haut aus.

Eine weitere häufige Erklärung für Mundgeruch, der aus dem Körperinneren kommt, liegt in schlechter und unregelmäßiger Verdauung. Hier sollten sich die Betroffenen um eine gesündere Ernährung und mehr Bewegung kümmern. Verzichten Sie unbedingt auf verdauungsfördernde Medikamente. Auch wenn diese möglicherweise vorübergehende Erleichterung bringen, so gewöhnt sich der Darm doch schnell daran, und die frühere Trägheit stellt sich wieder ein.

Empfohlene Behandlung bei Mundgeruch

Zahnbelag

Regelmäßige Mundspülung mit Teebaumöl hat eine weitere angenehme Wirkung: die allmähliche Auflösung von Zahnbelag. Bei besonders ausgeprägter Zahnbelag- und Zahnsteinbildung kann man einen Tropfen Teebaumöl mit einem Wattestäbchen oder mit dem Finger kreisförmig auf den betreffenden Zähnen verreiben. Erfolg: Nicht nur werden potentielle Krankheitserreger beseitigt, sondern die Zähne werden auch wieder weiß.

Teebaumöl gegen Zahnsteinbildung

Eine Frau aus Köln berichtet, daß sie früher unter extremer Zahnsteinbildung litt und alle zwei Monate zum Zahnarzt ging, um den Zahnstein entfernen zu lassen. Diese Behandlung empfand sie immer als schmerzhaft und unangenehm. Nachdem sie vom zahnmedizinischen Einsatz des Teebaumöls erfahren hatte, gewöhnte sie es sich an, bei jedem Zähneputzen einen Tropfen Teebaumöl auf die Zahnbürste zu träufeln. Seit einiger Zeit benutzt sie statt dessen die spezielle Zahncreme mit Teebaumöl, die ihr wegen der zugesetzten Minze besser schmeckt.

Seit sie Teebaumöl im Mund benutzt, ist die Zahnsteinbildung stark zurückgegangen. Der jährliche Zahnarztbesuch reicht mittlerweile aus, um ein wenig Zahnstein beseitigen zu lassen.

Abszesse

Sehr unangenehm sind Abszesse in der Mundhöhle oder unter dem Zahnfleisch. Sie sind wegen der Eiterbildung nicht nur schmerzhaft, sondern können auch böse Folgeerscheinungen nach sich ziehen, etwa wenn sich ein Abszeß nahe an einer Zahnwurzel oder einem Wurzelkanal festsetzt und die Blutzufuhr behindert. Beim operativen Öffnen eines unglücklich gelegenen Abszesses kann ein Zahnnerv zerstört werden, so daß schließlich der Zahn entfernt werden muß.

Aufgrund seiner Fähigkeit, tief ins Gewebe einzudringen und dort Eiter aufzulösen und pathogene Keime zu zerstören, ist Teebaumöl auch in diesem Fall ein sehr effektives und – im Vergleich zum Zahnarztmesser – eher harmloses Mittel, um mit einem Abszeß im Mund fertig zu werden. Reiben Sie die betroffene Stelle im Mund mehrmals täglich direkt mit unverdünntem Teebaumöl ein, und machen Sie zusätzliche Mundspülungen mit einem Teebaumöl-Mundwasser.

Teebaumöl in der Sportmedizin

Teebaumöl findet man immer häufiger in den Erste-Hilfe-Kästen von Sportlehrern und Trainern. Wie leicht kommt es zu unglücklichen Zusammenstößen bei sportlichen Wettspielen, beim Fußball, Handball, Volleyball. Jeder von uns hat wahrscheinlich schon einmal einen Vorfall im Sport erlebt, wo es zu Blutergüssen, Verstauchungen, Zerrungen oder Prellungen kam. In den meisten Fällen sind solche Verletzungen vorübergehend und nicht gefährlich – auch wenn ein einmal gezerrter Muskel meistens eine Anfälligkeit für erneute Zerrungen zurückbehält –, aber deswegen sind sie nicht weniger schmerzhaft und unangenehm.

Daß sich das Teebaumöl als Behandlungsmittel bei einer Reihe von im Sport zugezogenen Verletzungen anwenden läßt, ist eigentlich nicht verwunderlich angesichts der besonderen Fähigkeit dieser Substanz, tief ins Gewebe einzudringen, Rest- und Schmutzpartikel aufzulösen beziehungsweise die sauerstoffhaltige Frischblutzufuhr anzuregen. Das Teebaumöl läßt sich bei Sportunfällen zur Versorgung von offenen Wunden, etwa bei Schürfungen, als Antiseptikum anwenden. Auch als entzündungshemmendes Mittel und bei Prellungen, Zerrungen, Muskelkater, also bei solchen Beschwerden, die in den Muskeln und unter der Haut auftreten, hat es sich bewährt. Neben der durchblutungsfördernden Wirkung kommt in diesen Fällen dem Teebaumöl auch schmerzlindernde Bedeutung zu.

Schürfungen

Beinahe bei jedem Fußball-, Handball- oder Basketballspiel ziehen sich die Spieler Schürfungen oder andere Verletzungen zu. Ob die Spiele im Freien oder in der Halle stattfinden, ist hierbei gleich: In die oft großflächigen Wunden dringen Keime aller Art ein. Jeder weiß, wie wichtig, aber auch wie schmerzhaft die unverzügliche Säuberung dieser Wunden mit Wasser oder den üblichen antiseptischen Mitteln ist. Teebaumöllösungen, sogar das reine Teebaumöl, dagegen verursachen in der Regel nicht nur keine Schmerzen auf der offenen Wunde, sondern sie lindern darüber hinaus auch den Wundschmerz binnen kürzester Zeit.

Auf einen weiteren Aspekt möchten wir hier hinweisen: Auf den Hallenböden befinden sich vielerlei Sekrete: Schweiß, Speichel, manchmal auch Blutstropfen. Wir sind weit davon entfernt, eine Hysterie vor Keimen und Krankheiten heraufbeschwören zu wollen. Aber wir möchten doch auch solche Fälle ansprechen, in denen ein Spieler an einer Viruserkrankung leidet, die sich durch einen unglücklichen Zufall über eine offene Verletzungswunde auf andere Spieler übertragen kann. Wie bereits dargestellt, tötet Teebaumöl zahlreiche Viren und Bakterien. Es ist also auch in einem solchen Fall ein wirkungsvolles Mittel, um einer möglichen Ansteckung vorzubeugen, indem es eine schnelle Wundbehandlung gewährleistet.

Muskelkater

Eine völlig ungefährliche, aber häufig lästige Nebenwirkung von Sport ist der sogenannte Muskelkater. Er macht sich immer dann bemerkbar, wenn man sich körperlich überfordert, also zu lange und zu heftig Sport getrieben hat, wobei «Überforderung» natürlich für jeden etwas anderes bedeutet. Diese Art von Muskelschmerzen kann bei Menschen, die sich kaum bewegen, schon auftreten, wenn geübte Sportler noch lange nichts spüren. In jedem Fall hilft eine Massage mit Teebaumöl, das man auch mit einem anderen verträglichen Öl, etwa Mandelöl, mischen kann.

Wer beruflich viel am Schreibtisch sitzt und wenig Sport treibt, sollte vor seiner ersten Frühjahrsradtour, seiner ersten Bergwanderung oder ähnlichen sportlichen Freizeitaktivitäten, auf die er sich nicht systematisch vorbereitet hat, den Körper mit einer Teebaumöllösung einreiben. So läßt sich unangenehmen Begleiterscheinungen wie **Krämpfen, Muskelschmerzen und Steifheit** entgegenwirken. Auch ein anschließendes warmes Bad mit einigen Tropfen Teebaumöl entspannt die Muskeln und lindert den Streß für sie.

Prellungen und Blutergüsse

Ein heftiger Stoß oder Schlag gegen das Gewebe kann zu Prellungen und Blutergüssen führen, die sich durch Schwellungen und vor allem durch dunkle Verfärbungen kenntlich machen. Diese rühren von einer innerlichen Verletzung der Blutgefäße her. Das Blut sickert ins Gewebe, dieses verfärbt sich , wird meist erst dunkelblau oder dunkelrot und geht allmählich in eine hellere Grüngelbfärbung über. Diese Farbveränderungen hängen mit dem Zerfall des nicht mehr zirkulierenden Blutes im Gewebe zusammen. Auf Prellungen aufgetragenes Teebaumöl beschleunigt die Heilung des beschädigten Gewebes und lindert die Schmerzen.

Verstauchungen und Zerrungen

Auch bei diesen – meist durch sportliche Aktivitäten auftretenden – Beschwerden ist das vorsichtig einmassierte reine Teebaumöl zur Schmerzlinderung und Entspannung von Muskeln und Bändern empfehlenswert.

Ein Fußballer schreibt uns, er habe eine starke, schmerzhafte Prellung am Schienbein, bei der er sich einen dicken Bluterguß zuzog, mit Teebaumöl eingerieben. Die Schmerzen verschwanden sofort, und schon am nächsten Tag konnte er wieder beschwerdefrei laufen. Seitdem benutzt er Teebaumöl bei allen Sportunfällen. Darüber hinaus bereitet er sich eine Körperlotion aus Teebaumöl und Jojobaöl im Verhältnis 1:10 zu, mit der er sich nach jedem Sport und nach dem Duschen einreibt. Er fühle sich seitdem «fit wie ein Turnschuh».

Teebaumöl bei Schienbeinprellung

Teebaumöl in der Tiermedizin

Von nicht zu unterschätzender Bedeutung ist der tiermedizinische Anwendungsbereich von Teebaumöl. In diesem Zusammenhang wird es – auch in Deutschland – bereits in erheblichem Umfang eingesetzt, sowohl bei kleinen Haustieren, insbesondere Hunden und Katzen, als auch bei den größeren Tieren, hier vor allem in der Pflege von Pferden.

Grundsätzlich gilt das im Zusammenhang mit der medizinischen Anwendung von Teebaumöl bei Menschen Gesagte auch hinsichtlich der Tiere: Teebaumöl wirkt durch seine fungiziden, antibakteriellen, sterilisierenden und schmerzlindernden Eigenschaften bei den verschiedensten Tierkrankheiten heilend, vorbeugend und pflegend.

Bei den kleineren Tieren sollte man zunächst vorsichtig mit der Konzentration umgehen. Beispielsweise können Katzen auf das unverdünnte Teebaumöl empfindlich reagieren.

Fellpflege

Man kann Teebaumöl vorbeugend und pflegend benutzen, ohne daß eine akute Krankheit des Tieres vorliegt. Dies empfiehlt sich besonders zur Fellpflege. Mit Teebaumöl behandeltes Fell glänzt, es wirkt voll und seidig. Bei Hunden empfiehlt es sich, vor dem regelmäßigen Durchbürsten das Fell aus einer Sprühflasche mit Wasser zu besprühen, in das man einige Tropfen Teebaumöl gegeben hat. Ebenso kann das tägliche Striegeln des Pferdes durch vorheriges **Besprayen mit einer Teebaumöllösung** dem Fell ein leuchtendes, gepflegtes und gesundes Aussehen geben – und natürlich auch zum Wohlbefinden des Tieres beitragen.

Neben dem Besprühen oder Einreiben mit Teebaumöl kann man auch spezielle **Shampoos zur Tierpflege** verwenden, mit denen man das Tier – Hund oder Pferd – hin und wieder wäscht. Eine solche regelmäßige Pflege dient nicht nur der Verschönerung, sondern auch der Gesundheit. Ein konsequent mit Teebaumöl gepflegtes Tier wird nicht so leicht von Parasiten befallen oder von stechenden Insekten belästigt werden. Wie bereits dargestellt, hat das Teebaumöl einen für viele Insekten unangenehmen und abweisenden Geruch.

Schutz gegen Stechfliegen

Ein Pferdezüchter aus Celle berichtet, daß er im Sommer seine Pferde vor lästigen Pferdebremsen schützt, indem er einmal täglich den empfindlichen Bauch der Tiere mit einer Jojoba-Teebaumölmischung einreibt. Er hat verschiedene Mischungsverhältnisse ausprobiert: von 50:50 bis hin zu 90 Prozent Jojoba- und 10 Prozent Teebaumöl. Seiner Erfahrung nach erweist sich bereits ein 20prozentiger Anteil von Teebaumöl als ausreichend, um die stechenden Insekten von den weicheren Teilen der Tierkörper fernzuhalten.

Im Krankheitsfall gibt es vielfältige Einsatzmöglichkeiten
für Teebaumöl, um dem Tier rasche Erleichterung zu verschaffen und schnellere Gesundung zu bewirken.

Wunden

Wunden, die nicht zu tief oder zu groß sind, können Sie
selbst behandeln, indem Sie sie morgens und abends vorsichtig mit unverdünntem Teebaumöl betupfen. Dadurch
beschleunigen Sie den Heilungsprozeß und nehmen dem
Tier den Wundschmerz. Natürlich muß eine bedeutendere
Wunde von einem Tierarzt behandelt werden, wobei auch
in diesem Fall das Teebaumöl durchaus die von dem Arzt
vorgeschlagene Therapie unterstützen kann.

Pilzerkrankungen

Nicht nur bei Menschen, sondern auch bei Tieren sind Pilzerkrankungen keine ungewöhnliche Erscheinung. Die
betroffenen Stellen bedürfen einer sorgfältigen Überwa-
chung und sollten unverdünnt behandelt werden. Bestreichen Sie die an einem Pilz erkrankten Partien zweimal täglich mit Teebaumöl. Sie können die Therapie durch das
Bestreichen mit einer Teebaumölsalbe intensivieren. Die
Behandlung führen Sie noch einige Tage weiter, auch wenn
der Pilzbefall nicht mehr sichtbar ist.

Flöhe

Vor Flöhen kann man sein Tier kaum hundertprozentig bewahren, auch wenn man es pflegt. Sollten Sie bemerken, daß Ihr Hund sich besonders häufig kratzt, untersuchen Sie ihn gründlich nach diesen lästigen Parasiten. Bei Flohbefall empfiehlt sich außer penibler Pflege, zu der häufiges Bürsten und regelmäßiges Waschen gehören, das Fell mit unverdünntem Teebaumöl einzureiben. Flöhe mögen das Teebaumöl nicht; auf sie – wie auf viele andere Insekten – wirkt es als Repellent, und außerdem lindert es den durch Flohbisse hervorgerufenen Juckreiz, so daß sich das Tier nicht ständig kratzen muß.

Sollte sich Ihr Hund aber bereits wundgekratzt haben, reiben Sie ihn an dieser Stelle vorsichtig mit Teebaumöl ein. Die Wunde heilt schnell, und Parasiten werden so von ihr ferngehalten.

Fleckenekzeme

Gleiches gilt für jede Art von Fleckenekzemen, von denen ein Tier befallen ist, oder auch für allergische Reaktionen auf Bisse von Flöhen beziehungsweise anderen Insekten.

Bei Ekzemen hat sich eine Mischung aus Jojoba- und Teebaumöl zu gleichen Teilen sehr gut bewährt, da sich aufgrund des Jojoba-Anteils bei kühleren Nachttemperaturen die Lösung verhärtet und so über einen langen Zeitraum Schutz gibt und heilend wirkt.

Nicht selten kommt es zu Ekzemen am After von Kühen oder Pferden. Diese können sich so weit verschlimmern, daß ein Darmverschluß entsteht und das Tier operiert werden muß. Regelmäßiges Einreiben mit reinem Teebaumöl kann diese dramatische Zuspitzung verhindern und das Ekzem heilen, ohne daß das Tier unnötige Schmerzen und der Halter fällige Operationskosten hinnehmen muß.

Afterekzem bei einem Pony

Ein Pferdehalter berichtet über ein Afterekzem bei seinem Shetland-Pony, das sich so weit verschlimmert hatte, daß der Tierarzt einen Darmverschluß diagnostizierte und eine operative Entfernung ankündigte. Der Halter rieb die Wunde des Pferdes daraufhin in dreistündigem Abstand mit Teebaumöl ein. Am Abend benutzte er eine Mischung aus 50 Prozent Jojobaöl und 50 Prozent Teebaumöl, die er über Nacht wirken ließ. Am nächsten Morgen setzte er die Behandlung mit unverdünntem Teebaumöl fort. Bereits am Nachmittag hatte sich das Afterekzem so weit zurückentwickelt, daß der Tierarzt glaubte, den Eingriff noch etwas verschieben zu können. Nach zwei Tagen war eine Operation überhaupt nicht mehr nötig.

Zecken

Kaum ein Hund, der von seinen Ausflügen in die Natur nicht mindestens eine Zecke heimbringt. Unter Anwendung eines auf der Zecke gut plazierten Tropfens Teebaumöl kann man leicht mit dem Problem fertig werden. Lassen Sie das Öl einen Moment wirken. Die Zecke wird in der Regel loslassen, so daß man sie leicht entfernen kann. Anschließend sollte zur Desinfektion die Bißstelle mit Teebaumöl betupft werden.

Eine Aachenerin schreibt, daß sie der chemischen Zusammensetzung von Zeckenhalsbändern mißtraue. Allerdings brachte ihr Berner Sennenhund nach jedem Waldspaziergang Zecken mit, die sie mühsam aus dem üppigen Fell heraussuchen mußte. Seit sie von der insektenabwehrenden Wirkung von Teebaumöl erfahren hat, reibt sie den Hund vor jedem Spaziergang in die freie Natur mit etwas Teebaumöl ein. Der Zeckenbefall ist deutlich zurückgegangen – deshalb wird der Hund auch jedesmal der Prozedur unterzogen, obwohl er den Geruch des Öls nicht mag und jedesmal jammert, wenn er damit behandelt wird.

Eine andere Frau schreibt, daß ihre Katze häufig Zecken im Fell habe. Die Frau tupft die Zecken mit Teebaumöl ein. Innerhalb weniger Sekunden lassen die Zecken los, so daß man sie ganz leicht abnehmen kann.

Teebaumöl im Pferdestall

Bei Pferden, die viel geritten werden, sind **Druckstellen durch den Sattel** fast unvermeidlich. Man kann diese Stellen nach dem Striegeln mit Teebaumöl einreiben. Bewährt hat sich auch das Auftragen einer fünfzigprozentigen Mischung aus Teebaum- und Jojobaöl. Bei starker Wundheit sollte man einige Tage lang das Fell mit einer Salbe behandeln und auf das Reiten, zumindest aber auf den Sattel, verzichten.

Gelegentlich leiden Pferde unter einem sogenannten **Sarkoid**, einer durch Virus verursachten Geschwulst. Besonders unangenehm ist es, wenn das Sarkoid auf dem Rücken auftritt. Aufgrund der Reibung und des Drucks durch den Sattel ist diese Geschwulst beim Reiten für das Tier besonders schmerzhaft und beginnt häufig zu bluten. Man sollte bei einer solchen Wucherung auf das Reiten verzichten, um dem Pferd nicht noch zusätzliche Schmerzen zu bereiten. Die betroffene Stelle wird zwei- bis dreimal täglich mit unverdünntem Teebaumöl eingerieben, was die Pferde sich meistens geduldig gefallen lassen, da das Öl offensichtlich schmerzlindernd wirkt. Es hat sich auch bewährt, über Nacht zusätzlich eine fünfzigprozentige Jojoba-Teebaumölmischung einwirken zu lassen.

Ein häufiges Problem bei Pferden sind Verletzungen an den Beinen sowie an den Hufen. In beiden Fällen bringt Teebaumöl Erleichterung und schnellere Heilung. **Beinverletzungen** sind oft schmerzhaft für das Tier, das dann in seiner Bewegungsfreiheit eingeschränkt ist. Ein Umschlag mit Bittersalz und unverdünntem Teebaumöl fördert die Durchblutung und lindert Schmerzen. **Hufverletzungen** lassen sich durch mehrmals täglich aufgetragenes unverdünntes Teebaumöl oder eine Teebaumölsalbe effektiv behandeln.

Körperpflege und Kosmetik

Teil III

Teebaumöl wird von vielen Menschen pflegend und vorbeugend eingesetzt. Die regelmäßige Anwendung führt, wie bereits dargestellt, nicht zur Abschwächung seiner Wirkung durch Gewöhnung, sondern sie unterstützt dauerhaft die Gesundheit und trägt zu innerer und äußerer Vitalität und Schönheit bei.

Wegen der hohen Wirksamkeit des Mittels reicht bereits eine niedrige Konzentration von Teebaumöl in geeigneten Trägerstoffen für die tägliche Pflege und Hygiene aus.

Wenn wir uns noch einmal die beschriebenen heilenden Eigenschaften des Teebaumöls bewußt machen, wird schnell deutlich, in welchen Bereichen es sich zur Körperpflege anbietet. Es verfügt über antiseptische, fungizide, durchblutungsfördernde, Eiter und Schmutzpartikel auflösende, hautberuhigende und allgemein schmerzlindernde Eigenschaften. Somit ist es insbesondere für die Haar-, Haut- und Nagelpflege geeignet. Auch im Intimbereich läßt es sich sinnvoll verwenden.

Hygiene

In allen Bereichen, in denen besondere Hygiene erforderlich ist, sollte Teebaumöl nicht fehlen. Hygiene läßt sich als eine Methode der Sauberkeit definieren, deren Ziel dauerhafte Gesundheit und Wohlbefinden ist. Noch vor 150 Jahren war der Zusammenhang zwischen Gesundheit und Hygiene unbekannt. Chirurgen operierten, ohne sich zuvor die Hände zu waschen, und ihre Patienten überlebten die daraus resultierenden Infektionen häufig nicht. Frauen starben im Wochenbett, weil sie mit ungewaschenen Händen entbunden worden waren. Heutzutage kann man sich angesichts des obersten Hygienegebots in Krankenhäusern, wo sich Ärzte die Hände und Arme bis zu den Ellenbogen waschen, Gummihandschuhe und sterile Kleidung tragen, diese Zustände kaum mehr vorstellen.

Außerhalb von Krankenhäusern und Arztpraxen sind strenge hygienische Maßnahmen eher die Ausnahme. Zwar unterliegen öffentliche Küchen strikten behördlichen Kontrollen, aber vor individuellen Ausrutschern einzelner Küchenangestellter ist kein Mensch sicher. Wir sind weit davon entfernt, Bedenken gegenüber Restaurantbesuchen schüren zu wollen. Die Küchenverhältnisse sind kontrolliert, das Personal wird regelmäßig gesundheitsärztlich untersucht – und außerdem ist ein Restaurantbesuch ein angenehmes, entspannendes, lukullisches

Erlebnis, auf das kein Mensch verzichten sollte. Wir würden es allerdings für eine gute Idee halten, wenn antiseptische Seifen in den Waschräumen und Küchen für regelmäßige Handwäsche zur Verfügung stünden, wodurch das Risiko einer Keimübertragung von den Händen des Küchenpersonals auf das Essen praktisch ausgeschaltet wäre.

Neueste Untersuchungen haben ergeben, daß viele Bakterien sich von der organischen Substanz, die Seifenstücken zugrunde liegt, ernähren, d. h. also, sich dort ansammeln und bei nächster Berührung die Haut mit zusätzlichen Bakterien kontaminieren. Daher sollte man an öffentlichen Orten lieber flüssige Seifen benutzen.

Teebaumölseifen haben sich als äußerst effektive antiseptische Handreinigungsmittel erwiesen, da sie bis zu sechzigmal stärkere Keimtöter sind als andere Desinfektionsseifen. Je nach den Mengenverhältnissen von Teebaumöl in der Seife kann bakterielles Vorkommen in ihr auf Null reduziert werden.

Teebaumölseifen sind hochwirksame Keimkiller

Auch im privaten Bereich sollten Teebaumölprodukte als Garanten sorgfältiger Hygiene nicht fehlen. Besonders bei kleinen Kindern, die sich in ihren Spielen verlieren und Reinigungsrituale («nach dem WC und vor dem Essen…») noch nicht verinnerlicht haben, ist angesichts der vielen Dinge, die sie bei ihren Spielen draußen anfassen – darunter häufig auch giftige Pflanzen oder ähnliches –, ein Stück Teebaumölseife ein wirksamer Schutz gegenüber bakteriell bedingten Erkrankungen.

Grundsätzlich sollte man nach bestimmten Handlungen Teebaumölseife benutzen, zum Beispiel nach dem Wickeln eines Säuglings, nach der Reinigung der Toilette, nachdem man mit menschlichen Ausscheidungen aller Art (Eiter, Blut, Speichel, Kot) in Berührung gekommen ist oder nach dem Streicheln von Haustieren. Bei der direkten Berührung von Blut, Sekretionen aus infizierten Stellen oder Kot, besonders auch an eigenen Wunden, sollte man die Hand unter fließendem Wasser spülen und mit reinem Teebaumöl reinigen.

Prävention

Australisches Teebaumöl stärkt das Immunsystem, indem es zweifach wirkt: Zum einen bekämpft es schädliche Mikroorganismen und tötet gefährliche Keime, zum anderen regt es die körpereigenen Zellen und die Organe an, indem es den Blutkreislauf stimuliert und für eine starke Versorgung mit sauerstoffhaltigem Blut sorgt. Im Gegensatz zu Antibiotika werden nicht alle Bakterien vernichtet, sondern diese werden so weit zurückgedrängt, daß ein gesundes Gleichgewicht im Organismus erhalten bleibt.

Wenn man in einer Duftlampe, wie sie in der Aromatherapie gebraucht wird, einige Tropfen Teebaumöl in Wasser verdunsten läßt, sorgt man für ein gesundes Raumklima, das den körpereigenen Immunisierungsprozeß stärkt.

Vorbeugung gegen Wiederholungsinfektionen

Manche Menschen haben die Anlage, bestimmte Infektionen immer wieder zu bekommen. Die wiederholte Reinfizierung kann sich auf ganz unterschiedliche Bereiche beziehen und auch verschiedene Ursachen haben.

Einen häufigen Fall von Wiederholungsinfektion stellt Akne dar, die darüber hinaus häßliche Narben im Gesicht, auf Hals, Nacken und Brust hinterlassen kann. Ebenso sind Frauen, die sich regelmäßig an den Beinen enthaaren, oder Männer mit heftigem Bartwuchs, denen die tägliche Rasur häufig zu blutig-gefährlichen Unternehmungen gerät, von Entzündungen der Haut und Haarwurzelkanäle betroffen. Gleiches gilt allgemein für Hautreizungen ganz unterschiedlicher Art. Ob eine Frau gegen ihren ungewollten Oberlippenbart mit heißem Wachs, der Pinzette oder der Stromnadel vorgeht – für die Haut sind solche Prozeduren auf jeden Fall äußerst irritierend. Häufig kommt es zu anhaltenden Rötungen und vielleicht sogar zu allergischen Reaktionen oder Eiteransammlungen unter der Haut.

Furunkulose ist ebenfalls eine Krankheit, die mehrmals auftreten kann – und natürlich alle möglichen Pilzerkrankungen: Scheidenpilze ebenso wie Nagel- und Fußpilze.

Weit verbreitet ist der *Herpes labialis*, der bekanntlich in regelmäßigen Abständen, besonders bei Streß, auftritt und auf unschöne Weise durch eitrige Lippenbläschen einige Tage lang das Gesicht entstellt – meistens gerade dann, wenn man es gar nicht gebrauchen kann, etwa vor einer Prüfung oder einem anderen bedeutsamen Auftritt, bei dem man einen guten Eindruck erwecken will.

Streßbedingt sind häufig auch die immer wiederkehrenden Zahnfleischentzündungen bei bestimmten Menschen. Das Zahnfleisch rötet sich zunächst, dann schwillt es an, wellt sich und zieht sich ein Stück zurück – ein unangenehmer und auf die Dauer beunruhigender Prozeß, bei dem man letztlich und schlimmstenfalls um den Erhalt der Zähne bangen muß, die irgendwann keinen ausreichenden Halt im Zahnfleisch mehr haben.

Breitband-Prävention durch TTO-haltige Produkte

All diesen Fällen kann man in gewissem Maß vorbeugen, indem man die gefährdeten Stellen am Körper regelmäßig mit Teebaumölprodukten behandelt. Dabei ist die Anwendung des reinen Öls gar nicht erforderlich – allerdings spricht auch nichts dagegen. Dank einer mittlerweile breiten, gut entwickelten Palette an Mitteln, in die Teebaumöl gemischt ist, hat man vielfältige Möglichkeiten. Beispielsweise gibt es entsprechende **Hautcremes für Gesicht und Hände.** Beim Duschen kann man sich mit teebaumölhaltigen **Duschgels** oder **Seifen** waschen. Ins Badewasser gibt man einige Tropfen des reinen Öl. Nach dem Baden oder Duschen cremt man den Körper mit einer speziellen **Körperlotion** ein und benutzt ein ebenfalls zur Teebaumölpalette gehöriges **Deodorant.** Für die tägliche Mundpflege kann man sowohl spezielle **Zahncremes** als auch Mundspülungen mit **Teebaumöl-Mundwasser** benutzen. In besonders krassen Fällen spricht auch nichts gegen die regelmäßige Massage mit dem unverdünnten Teebaumöl.

Angesichts eines wachsenden Ozonlochs und der damit einhergehenden steigenden Gefahren durch Sonnenstrahlen für die Haut ist es mehr als sinnvoll, sich mit einer **Teebaumöl-Sonnencreme** zu schützen, wenn man sich viel im Freien aufhält.

Wer zu vaginalen Entzündungen neigt, kann gelegentliche Scheidenspülungen vornehmen (einprozentiger Teebaumölanteil emulgiert in warmem Wasser) oder bei den ersten Anzeichen einer erneuten Infektion einen mit Teebaumöl getränkten Tampon benutzen.

In vielen Fällen kann man sich durch die rechtzeitige beziehungsweise regelmäßige Anwendung von Teebaumöl und entsprechenden Mitteln vor lästigen Beschwerden und Erkrankungen schützen.

Körperpflege

Nägel und Haare geben dem geschulten Auge oft Auskunft über die gesundheitliche Verfassung des Menschen. Brüchiges, stumpfes Haar muß nicht durch schlechte Behandlung hervorgerufen sein, etwa durch ständige strapazierende Dauerwellen oder belastende Bleich- und Färbeverfahren, bei denen viel Chemie im Spiel ist. Es kann auch Ausdruck einer physischen oder psychischen Mangelerscheinung sein. In diesem Fall sollte man das Haar als Spiegel der eigenen inneren Befindlichkeit sehen und die Ursachen herausfinden.

Gesunde Nägel und Haare

Häufig ist zuwenig Vitamin B oder ein zu geringer Anteil an Eisen im Blut der Grund für sich verschlechterndes Haar, besonders wenn sich gleichzeitig auch die Nägel verändern und brüchiger und rissiger werden. Außer akutem Vitamin-B- oder Eisenmangel kann auch allgemeine Blutarmut für einen schlechten Haar- und Nagelzustand verantwortlich sein. Zu beobachten sind diese Mangelerscheinungen etwa nach einer intensiven Behandlung mit Medikamenten, die auch den Körper angreifen, wie Antibiotika. Drogen-, Nikotin- und Alkoholmißbrauch wären in diesem Zusammenhang ebenso zu nennen wie Magersucht. Veränderung des Haars während einer Schwangerschaft ist dagegen hormonell bedingt und normalisiert sich anschließend wieder. Viele Frauen klagen über Haarausfall, sollten aber wissen, daß ein Ausfall von bis zu 70 Haaren am Tag unbedenklich ist. Wenn Sie unsicher sind, ob Sie mehr Haare verlieren, als gesund ist, können Sie die Stärke des Haarausfalls durch einen Hautarzt testen lassen.

Grundsätzlich gilt, daß man es erst gar nicht zu den erwähnten Mangelerscheinungen kommen lassen sollte, indem man sich vernünftig ernährt. Speziell Vitamin B findet sich zum Beispiel in Eigelb, Weizen- und Roggenkeimlingen, Nüssen, Hefe oder Leber.

Ein weiterer Grund für brüchiges Haar kann ein Pilzbefall sein, den man durch runde nackte Stellen auf der Kopfhaut erkennt. In diesem Fall ist eine Pilzbehandlung erforderlich, bei der Teebaumöl eine hilfreiche Rolle spielen kann (siehe Seite 94 ff.).

Gesunde Fingernägel erkennt man an ihrer rosigen Farbe. Der kleine helle Halbmond am Ansatz des Nagels ist Ausdruck von Vitalität. Manchmal kann man ihn nicht sehen, weil er unter der Nagelhaut verborgen ist. Einige Nagelhautveränderungen sind unbedenklich. Zum Beispiel sind vereinzelt auftretende weiße Stellen, die allmählich herauswachsen, Folgen von Druckeinwirkungen.

Etwas ganz anderes ist es, wenn die Fingernägel wachsig-fahl sind oder eine rotbraune Färbung annehmen. In diesem Fall können Organschäden zugrunde liegen, und man sollte sich einmal ärztlich untersuchen lassen. Auch unregelmäßige Nagelformen sollte man genauer ins Auge fassen. Nägel, die sich extrem stark nach unten hin runden, können Ausdruck einer Lungen- oder Herzkrankheit sein. Nägel sind ebensowenig «totes» Gewebe wie Haare. Sie sollten – nicht allein aus kosmetischer Erwägung – pfleglich und schonend behandelt werden. Sie sollten atmen können, also nicht immer lackiert sein.

Für die Haarpflege benutzen Sie ein mildes natürliches Shampoo, in das Sie einige Tropfen Teebaumöl mischen. Auf 100 ml reichen 20 Tropfen völlig aus, um die gewünschte Wirkung zu erzielen. Diese bezieht sich auf verschiedene Faktoren: Zunächst werden die einzelnen Haare sanft gesäubert und geglättet, so daß das gesamte Kopfhaar einen angenehmen, weichen Glanz erhält. Außerdem reinigt das Teebaumöl die Kopfhaut von sämtlichen Schmutzpartikeln, verstopfte Hautporen werden geklärt und die Durchblutung der Haut angeregt. Die antiseptische Wirkung verhindert Haar- und Kopfhauterkrankungen.

Haarpflege mit Teebaumöl

Für Kinder und Kleinkinder ist ein Shampoo mit Teebaumöl ebenfalls zu empfehlen. Der bei Säuglingen häufig anzutreffende Milchschorf läßt sich gut mit Teebaumöl behandeln. Häufig wird bei ganz kleinen Kindern noch kein Shampoo verwendet, sondern der Kopf wird mit Wasser gewaschen. Man kann gegen den Schorf mit einer Jojobaöl-Teebaumöl-Mischung vorgehen, die man vor der Wäsche (mit oder ohne Shampoo) vorsichtig in die Kopfhaut einmassiert. Ein paar Tropfen Teebaumöl auf einen Eßlöffel Jojobaöl lösen den Milchschorf sehr gut auf (siehe hierzu das Beispiel auf Seite 93).

Teebaumöl-Shampoo für Kinder

TTO-Haarspülung ohne Tenside

Bei normaler vorbeugender beziehungsweise pflegender Behandlung der Haare mit Teebaumöl-Shampoo reicht die übliche Kopfwäsche in den gewohnten Abständen aus, wobei von Experten zunehmend empfohlen wird, die Haare nicht zu oft zu waschen. Wenn Sie ein spezielles Problem haben, etwa starke Schuppen, einen Pilz oder ähnliches, sollten Sie Kopfhaut und Haare vor der Wäsche mit reinem Teebaumöl einreiben und das Öl eine Zeitlang einwirken lassen. Anschließend können die Haare dann mit Teebaumöl-Shampoo gewaschen werden. Geben Sie einige Tropfen Teebaumöl in Ihre Haarspülung, und lassen Sie diese fünf Minuten einwirken. Diese Haarspülung ist für Kopfhaut und Haare weniger belastend als Shampoo, da sie keine Tenside enthält.

Teebaumöl für jeden Haartyp

Die Angaben darüber, ob Teebaumöl eher für fettiges oder für trockenes Haar gut ist, schwanken erstaunlicherweise in der bisher vorliegenden Literatur erheblich. Dabei ist die Antwort auf diese Frage ganz einfach: Teebaumöl ist für jeden Haartyp gut. Es kommt allerdings auch darauf an, welche sonstigen Bestandteile in einem Haarwaschmittel vorhanden sind. Trockenes Haar wird durch Teebaumöl geschmeidiger, empfindliches Haar wird nicht angegriffen, fettiges Haar gründlich gereinigt. Im letzteren Fall sollten aber zusätzliche Wirkstoffe im Shampoo enthalten sein, die die Talgproduktion regulieren, also etwa Zitronen-, Thymian- oder Salbeizusätze. Mittlerweile sind Teebaumöl-Shampoos speziell für fettiges, trockenes und normales Haar erhältlich.

Immer wieder treffen bei uns Erfahrungsberichte von Leuten ein, die sich über längere Zeit regelmäßig die Haare mit einem Teebaumöl-Shampoo waschen, wodurch die Schuppen vollständig verschwinden. Ihre Haare sind nach dieser Kur weniger fettig und werden lockerer, so daß man auf Spülungen verzichten kann.

Die Autoren selbst konnten diese häufig berichtete Erfahrung auch an sich selbst machen.

Teebaumöl-Shampoo gegen Haarschuppen

Eine regelmäßige Nagelpflege empfiehlt sich für Menschen, deren Hände durch ihre berufliche Tätigkeit angegriffen werden, etwa bei Anstreichern und Malern, die täglich mit Farben und den darin enthaltenen diversen chemischen Zusätzen in Berührung kommen. Auch wenn die Hände ständiger Verschmutzung ausgesetzt sind, zum Beispiel durch Gartenarbeit oder Auto- und andere Reparaturen, ist eine regelmäßig desinfizierende Pflege wichtig. Neben professionell bedingter besonderer Beanspruchung gibt es noch die Gruppe der Frauen, die künstliche Fingernägel auf ihre eigenen anbringen. Auch in diesem Fall ist Desinfektion äußerst wichtig, da in starkem Maße Pilzbefall der eigenen Nägel droht, die unter den aufgesetzten acrylhaltigen Nägeln nicht atmen können, oder weil sie vor dem Auftragen nicht richtig trocken waren.

Nagelpflege mit Teebaumöl

Für die regelmäßige Pflege von gefährdeten Händen und Fingernägeln empfehlen wir ein tägliches Handbad in einer warmen Wasserlösung, in die einige Tropfen Teebaumöl (emulgiert in etwas Milch) gegeben werden.

Hand- und Nagelbäder

Gleichzeitig bekömmlich und antiseptisch wirkungsvoll ist eine dreiprozentige Lösung (60 Tropfen auf 100 ml).

Besonders glatt und gepflegt sehen Ihre Fingernägel aus, wenn Sie gelegentlich ein Nagelbad machen. Dabei baden Sie die (gesunden) Fingernägel zehn Minuten lang in einer cremigen Lösung (Hand- oder Körperlotion) mit einem Anteil von fünf Prozent Teebaumöl. Anschließend massieren Sie die Nägel, reiben Sie diese Lotion dabei sanft in den Nagel beziehungsweise die umgebende Haut ein.

Sind die Nägel bereits entzündet, müssen sie zusätzlich durch vorsichtiges Einmassieren reinen Teebaumöls auf die befallenen Stellen und um den Nagel herum behandelt werden.

Mit zunehmendem Alter verhärten sich die Finger- und ganz besonders die Fußnägel. Letztere werden von den meisten Menschen eher vernachlässigt – zu Unrecht. Gönnen Sie Ihren Füßen und Fußnägeln eine regelmäßige Pflege. Die oben beschriebenen Hand- und Nagelbäder können Sie genauso auf die Füße anwenden. Besonders wohltuend ist zusätzlich eine sanfte Fußmassage, die Sie sich selbst nach jedem Duschen gönnen sollten. Sie ist anregend für den Kreislauf und den gesamten Organismus und darüber hinaus ein hervorragendes Mittel, um die Schönheit Ihrer Füße zu erhalten, wenn Sie sie mit einer Teebaumöllösung vornehmen.

Hautpflege

Der Einsatz von Teebaumöl zur Heilung vieler verschiedener Hautkrankheiten läßt es nur logisch erscheinen, daß seine positiven Eigenschaften auch in der regelmäßigen

Hautpflege zum Tragen kommen. Ob man zu immer wiederkehrenden, hormonell bedingten Pickeln tendiert oder zu streßbedingten Herpesbläschen, ob man – zum Beispiel als Raucher – eine graue, schlecht durchblutete Haut hat oder einen empfindlichen Teint, der sich beim ersten Sonnenstrahl schon rötet: einige Tropfen Teebaumöl in der Gesichts- oder Körpercreme wirken dauerhaft feuchtigkeitsregulierend und durchblutungsfördernd. Sie steigern die Spannkraft der Haut, und sie wird dadurch gesünder, vitaler und schöner.

Angenehm und gleichzeitig hautklärend wirkt es auch, wenn man Teebaumöl als Badezusatz benutzt, da beim Einatmen die heißen Dämpfe innerlich wohltuend wirken und gleichzeitig die Haut am ganzen Körper entspannt und gereinigt wird. Es hat sich dabei bewährt, in das Badeöl, das man ohnehin benutzt, einige Tropfen Teebaumöl zu geben. So verteilt dieses sich gleichmäßig im Wasser und auf der Haut.

Ein häufig anzutreffendes Problem besteht in der Hautreizung nach einer Rasur oder Enthaarung. Körperhaare können immer wieder problematisch sein, sei es als lästige Haare, die an den falschen Stellen sprießen und daher immer wieder ausgezupft oder abgeschnitten werden müssen, sei es als einzelne Härchen, die in die Haut einwachsen und Schmerzen verursachen können.

Bei der Rasur wie auch bei der Heißwachs- oder chemischen Behandlung wird durch äußere Reibung oder durch allergische oder sonstige Unverträglichkeit die Haut so stark gereizt, daß sie mitunter tagelang gerötet ist und sogar leicht anschwellen kann. Mit einer Teebaumölbehandlung kann man diese Nebenwirkungen reduzieren. Vor

Teebaumöl gegen Hautreizung bei Rasur und Enthaarung

dem Zupfen oder der großflächigeren Enthaarung reiben
Sie die betreffende Partie mit reinem Teebaumöl ein, das
zunächst trocknen muß. Anschließend beseitigen Sie die
Haare und reiben die nun gereizte und gerötete Haut an
den Beinen mit einer Teebaumöl-Körperlotion oder im Gesicht mit einem Tropfen Teebaumöl oder etwas Teebaumölsalbe ein. Falls die Rötung nicht so stark ist, können Sie auch Ihre bereits mit Teebaumöl versetzte
Gesichtscreme benutzen.

Intimpflege

Einen besonders wertvollen Einsatz findet das Teebaumöl
in der Intimpflege. Die tägliche Spülung mit einer leichten
Teebaumöllösung verhindert die Entwicklung von Schei-
denpilzen und sorgt für ein gesundes Vaginalklima. Darüber hinaus verhindert sie Geruchsbildung.

Sicherlich stabilisiert der regelmäßige Gebrauch von
Teebaumöl auch im Intimbereich die Resistenz oder Im-
munität gegenüber pathogenen Keimen. Aber wir möchten davor warnen, daß man sich gegenüber Geschlechtskrankheiten wie Tripper oder Syphilis oder gar gegen Aids
mit Teebaumöl schützen zu können glaubt. In den USA
gibt es eine sogenannte After-Sex-Lotion mit Teebaumöl,
was wir eher merkwürdig finden. Diese als zuverlässiges
Präventionsmittel gegenüber Geschlechtskrankheiten zu
empfehlen erscheint uns geradezu unverantwortlich, da es
die Menschen – besonders die jüngeren und in ge-
schlechtlichen Dingen eher unerfahrenen – in falscher Sicherheit wiegt. Keineswegs sollte man auf die herkömmlichen Verhütungsmittel verzichten, wenn man mit einem

Partner verkehrt, den man noch nicht lange kennt und dessen Gesundheitsstatus ja in der Regel nicht schriftlich mitgeliefert wird. Andererseits gibt es für ein gesundes Paar, das miteinander vertraut ist, keinen Grund, sich nach dem Sex mit Lotionen einzureiben, so als seien die Körpersekretionen etwas Krankheitserregendes, das schnellstmögliche Desinfektion erforderlich mache. Wir sehen darin eher ein Zeichen von unangebrachter Hygienehysterie.

Teebaumöl in der Aromatherapie

Teil IV

Aromatische Essenzen haben seit Jahrtausenden bei verschiedenen Kulturvölkern ihre jeweils spezielle Bedeutung. Sie werden zur Heilung und Entspannung, zum Einbalsamieren der Toten oder bei religiösen Riten eingesetzt. Auch in der katholischen Tradition spielt der Duft von Weihrauch eine besondere Rolle. Belegt sind lange Aromatraditionen besonders für China, Ägypten und die arabischen Völker, während in Mitteleuropa erst im späten Mittelalter exotische Düfte an die weltlichen Höfe gelangten.

Was sind ätherische Öle?

Unabhängig von der angenehmen Duftnote vieler ätherischer Öle besteht deren Besonderheit darin, daß sie die Essenz, also das gesamte Wesen und die Kraft der Pflanze, enthalten. Ätherische Öle sind keine gewöhnlichen Pflanzenöle, sondern werden durch spezielle Verfahren, meistens durch Dampfdestillation, aus bestimmten Pflanzen gewonnen. Ihre aromatische Kraft entfalten sie übrigens erst in der ihnen entsprechenden Verdünnung. Während gewöhnliche Öle wie Mandel- oder Olivenöl Fettspuren hinterlassen, verflüchtigen sich die ätherischen Öle rückstandslos. Sie gehören dem Bereich des Feinstofflichen an und wirken über unsichtbare Schwingungen auf den menschlichen Organismus. Bereits nach einer halben Stunde ist der menschliche Körper, der der Wirkung eines ätherischen Öls ausgesetzt ist, von diesem durchdrungen und mit dessen Kraft angereichert.

Es ist also nicht weiter verwunderlich, daß gerade das ätherische Öl des Teebaums, der sich seit Jahrtausenden einer unwegsamen, sumpfig-feuchten, krankheitserregenden Umgebung erwehren muß und entsprechende Abwehrkräfte entwickelt hat, diese Krankheiten bekämpfende Kraft in konzentrierter Form enthält und auf den Menschen überträgt.

Innere Reinigung
mit ätherischen Ölen

Man kann sich durch Aromatherapie innerlich reinigen. Wenn man in einem Raum sitzt, dessen Luft durch die Wirkung einer aus einer Duftlampe sich verflüchtigenden ätherischen Essenz angereichert ist, nimmt man deren Wirkkräfte durch die Körperöffnungen, die Atemwege und die Haut auf. Hierbei erweist sich Teebaumöl als besonders effizient, da seine Moleküle sehr klein sind und durch Haut und Lunge leicht in den Blutkreislauf geraten. Da das ätherische Öl direkt aufs Gehirn einwirkt, beeinflußt es viele körperliche und psychische Funktionen. Daß einzelne Düfte und Duftstoffe Einfluß auf den Hormonhaushalt haben, ist durch die erotisierende Wirkung bestimmter Duftnoten bekannt, die etwa in Seifen und Parfums verwendet werden. Denken Sie an den Moschusduft! Aber auch in anderen Bereichen können Aromen in das Wohlbefinden und die Gesundheit eingreifen, zum Beispiel in die Herztätigkeit, Atmung, Verdauung oder den psychischen Bereich. Mit Hilfe von ausgewählten Aromen kann man sich entspannen oder anregen, kreativ und/oder glücklich sein.

Wie funktioniert Aromatherapie?

In der Aromatherapie werden die diversen Wirkungen feinstofflicher aromatischer Essenzen bewußt eingesetzt, wenn man bestimmte körperliche oder Gefühlszustände anstrebt. Beruhigende und entspannende Wirkung haben zum Beispiel Lavendel- und Thymianöl. Keimtötend wirkt neben Teebaumöl auch Salbei-, Rosmarin- oder Pfefferminzöl. Von Nelkenöl ist bekannt, daß es gegen Zahnschmerzen hilft.[11]

Die aromatherapeutischen Wirkungen von Teebaumöl werden besonders im psychosomatischen Bereich deutlich. Die Teebaumessenz wirkt beruhigend, wenn jemand erregt und überarbeitet ist. Gleichzeitig stärkt sie Körper und Geist, sie wirkt allgemein vitalisierend und regenerierend. Besonders in Phasen der Erschöpfung unterstützt sie die Konzentrationsfähigkeit und stärkt die Nerven.

Das Deutsche Arzneibuch (DAB) verzeichnet mittlerweile eine Reihe von ätherischen Ölen, deren Heilkraft medizinisch-wissenschaftlich nachgewiesen ist. Diese ist allerdings nur dann gewährleistet, wenn man mit völlig reinen ätherischen Ölen umgeht, die naturbelassen und frei von jeglichen Zusätzen sind.

Mittlerweile kennen hierzulande viele Menschen die heilsame Kraft der ätherischen Öle. In vielen Haushalten

11 Die Wirkung ätherischer Öle ist im einzelnen dargestellt in: Erich Keller: Düfte bewußt erfahren und nutzen. Bern und München 1995

gibt es bereits eine Duftlampe, mit deren Hilfe man sich je nach Bedürfnis heilt, entspannt, fröhlich macht oder einen Zustand innerer Versenkung sucht. Die Duft- oder Aromalampen bestehen aus einer Wasserschale, in der das Wasser mitsamt dem zugesetzten ätherischen Öl verdunstet. Ein Teelicht, das unter der Schale steht, sorgt für die Wärme; die Flüssigkeit sollte allerdings nicht kochen.

Die Anwendungsmöglichkeiten der Aromatherapie erschöpfen sich jedoch nicht in der Beduftung von Räumen, denn auch durch Massage und sogar durch innere Anwendung können die ätherischen Öle ihre heilsame Wirkung entfalten. Hier einige Rezepte, die Teebaumöl mit anderen ätherischen Ölen kombinieren.

Rezepte

Spülung gegen Hefepilz
6–8 Tropfen Teebaumöl
mit einem Liter warmem Wasser. Gut verschütteln und in eine Vaginaldusche oder ein Klistier geben.

Massageöl zur Unterstützung des Immunsystems
9 Tropfen Teebaumöl
9 Tropfen Lavendelöl
9 Tropfen Bergamottöl
auf 60 ml pflanzliches Öl

Zum Verreiben auf der Haut bei Erkältungen
5 Tropfen Lavendelöl
5 Tropfen Teebaumöl
auf 10 ml Jojobaöl. Auf Brust und Rücken anwenden.

Gurgelwasser bei Halsentzündung
2 Tropfen Teebaumöl
2 Tropfen Niaouliöl
2 Tropfen Zitronenöl
auf 200 ml Wasser.

Fußbad gegen Fußpilz
15 Tropfen Lavendelöl
15 Tropfen Teebaumöl
50 ml Jojobaöl

Gesichtsmassage bei Akne
8 Tropfen Bergamottöl
5 Tropfen Wacholderöl
5 Tropfen Teebaumöl
50 ml Jojobaöl

Zur Luftreinigung in der Duftlampe
7 Tropfen Wacholderöl
2 Tropfen Salbeiöl
3 Tropfen Teebaumöl
mit Wasser verdunsten lassen.

Teebaumöl in Haus und Garten

Teil V

Die vergangenen 50 Jahre erlebten einen enormen Aufschwung im Bereich der Herstellung von Reinigungsmitteln. Während vorher überwiegend natürliche Reinigungsmittel wie Kern- und Schmierseifen benutzt wurden, herrschen in der heutigen Zeit chemisch hergestellte Produkte vor. Angesichts der riesigen Palette an Putz- und Waschmitteln ist es nicht gerade leicht, die speziellen Unterschiede zwischen den einzelnen Produkten zu erkennen, ganz zu schweigen von der Toxizität dieser Mittel.

Ein wacheres Umweltbewußtsein hat mittlerweile dazu geführt, daß viele Menschen wenigstens darauf achten, daß die Mittel, die sie verwenden, biologisch abbaubar sind und nicht zu einer weiteren irreparablen Zerstörung unserer Umwelt, insbesondere der Wasser-, Luft- und Bodenqualität, beitragen.

Teebaumölhaltige Putzmittel

Infolge größerer Sensibilität für die Erhaltung der Natur werden verstärkt Alternativen zu chemischen Putzmitteln gesucht. Teebaumöl bietet sich hier als ideales Mittel an. Seine wirkungsvoll reinigenden, antiseptischen, fungiziden Eigenschaften auch in geringer Konzentration machen es zu einem vollwertigen Ersatz für die schärfsten Reinigungsmittel. Teebaumöl greift keine Materialien an und beseitigt doch gründlich alle pathogenen Bakterien, die sich überall im Haus finden lassen, insbesondere im Bade- und WC-Bereich, in der Küche usw. Als reines Naturprodukt ist es absolut umweltverträglich.

Das **Putzen mit Teebaumöl** (einige Tropfen auf einen Eimer Wasser, in dem ein natürliches Reinigungsmittel wie Schmierseife aufgelöst ist) läßt darüber hinaus die Gummihandschuhe überflüssig werden, da die Wirkung des Teebaumöls der Haut guttut und sie während des Putzens pflegt. Zur Haushaltsreinigung und Desinfektion eignet sich besonders das Teebaumöl der pharmazeutischen oder technischen Qualitätsstufe (siehe Seite 37 ff.).

Besonders in Arztpraxen und Krankenhäusern ist dieses natürliche antiseptische Reinigungsmittel sehr zu empfehlen, ebenso in Saunen, Schwimmbädern, Solarien, eben an allen öffentlichen Orten, wo menschliche Sekretionen leicht ausgetauscht werden können.

Teebaumöl in Waschmitteln

Wir empfehlen auch, dem Waschpulver einige Tropfen Teebaumöl beizufügen, wenn Sie besonders verschmutzte Wäsche in der Waschmaschine waschen. Die Zugabe von Teebaumöl in den Waschgang ist besonders dort sinnvoll, wo Desinfektion notwendig ist, etwa bei der Reinigung von Säuglingswindeln, Wundverbänden, Waschlappen oder bei Leibwäsche, vor allem wenn man gerade einen Pilz auskuriert.

Grenzbereiche – Erfahrungsberichte

Teil VI

Neben unseren persönlichen Erfahrungen mit Teebaumöl verfügen wir über eine Menge schriftlicher Erfahrungsberichte, von denen die meisten eine Reaktion auf Michael Diedrichs Vortragsreisen und seine Empfehlungen zur Anwendung von Teebaumöl sind. Auffällig ist, daß gerade diejenigen, die sich ursprünglich skeptisch zeigten, am ehesten zu einer schriftlichen Rückmeldung neigten – nahezu in jedem Fall zustimmend und begeistert.

Viele Fallbeispiele haben wir zur Veranschaulichung der jeweils beschriebenen Anwendungsmöglichkeiten in den einzelnen Kapiteln dokumentiert. Einige Beispiele ließen sich dort nicht unterbringen, weil sie Zeugnisse einer Teebaumölwirkung sind, die sich nicht unter die üblichen und erforschten Phänomene subsumieren läßt. Sie sollen in diesem Kapitel besonders geschildert werden.

Hautkrebs

Dem mittlerweile unter kalifornischer Sonne lebenden 80jährigen Vater von Michael Diedrich wurde kürzlich ein Hautkrebs diagnostiziert, nachdem hinter dem rechten Ohr eine Geschwulst gewachsen war. Diese wuchs so rapide und nahm solche Ausmaße an, daß ein operativer Eingriff dringend empfohlen wurde.

Herr Diedrich rieb daraufhin vier- bis fünfmal täglich die betroffene Stelle mit reinem Teebaumöl ein. Binnen kurzem hatte sich die Geschwulst zurückentwickelt. Zwar muß ihr Kern noch operativ entfernt werden, aber die betroffene Hautstelle ist nur noch klein, und das Ohr oder gar Gesichtspartien sind von dem Eingriff nicht betroffen.

Aids

Eine Schulfreundin von Michael Diedrich arbeitet als Ärztin in einer kalifornischen Klinik für Aids-Patienten. Sie berichtete ihm, daß Teebaumöl dort ein vielfach angewandtes Mittel zur Stabilisierung der körpereigenen Abwehrkräfte der Patienten sei. Es wird innerlich und äußerlich verabreicht und bewährt sich vor allem als präventives Mittel gegen Hautinfektionen und Pilzbefall.

Neuer Haarwuchs

Ein 45jähriger Mann aus Rheine benutzte auf Michael Diedrichs Anregung hin Teebaumöl gegen seine starken Haarschuppen. Nach fünf Monaten schrieb dieser Mann einen Brief, in dem er mitteilte, daß er nicht nur keine Schuppen mehr habe, sondern daß sich zudem seine Glatze zurückbilde. Anscheinend hat bei ihm die Anwendung von reinem Teebaumöl (aus der Wildsammlung) auch den Haarwuchs auf dem Kopf stimuliert.

Festigung eines lockeren Zahnes

Ein 80jähriger Mann aus Bremen war sehr stolz darauf, daß er mit Ausnahme zweier Zähne, die er durch eine Granate im Krieg verloren hatte, noch alle Zähne besaß. Als plötzlich einer der unteren Vorderzähne locker wurde und auszufallen drohte, träufelte er viermal täglich zwei Tropfen Teebaumöl auf die gründlich gereinigten Zeigefinger und Daumen und massierte damit vorsichtig den betroffenen Zahn mitsamt Zahnfleisch.

Nach zwei Tagen hatte sich der Zahn merklich gefestigt und drohte nicht mehr herauszufallen. Nach einer Woche saß er so fest in seinem Zahnbett, daß der Mann wieder richtig essen konnte.

Der Einsatz von Teebaumöl bei Beschwerden und zur Pflege

Teil VII

Anwendungen von A–Z

Abschürfungen Zweimal täglich mit zwei bis drei Tropfen reinem Teebaumöl auf einem Wattetupfer vorsichtig die Wunde reinigen; wirkt schmerzstillend und infektionshemmend.

Abszesse Mehrmals täglich reines Teebaumöl auftragen.

Akne Gesicht mit warmem Wasser reinigen. Reines Öl (aus kontrolliert biologischem Anbau) mit einem Wattetupfer direkt auf die befallenen Gesichts-, Hals-, Nacken- und Brustpartien auftragen oder morgens und abends Teebaumölsalbe dünn aufbringen.

Antiseptische Mundspülung Zwei bis drei Tropfen Teebaumöl in etwas Kamillenöl träufeln und diese Mischung in warmem Wasser auflösen; dreimal täglich damit spülen; wirkt schmerzhemmend, antibakteriell und vertreibt Mundgeruch.

Aromatherapie Drei bis fünf Tropfen Teebaumöl in eine kleine Wasserschale geben und in einer Duftlampe verdunsten lassen; Teebaumöl in etwas Milch emulgiert wirkt noch stärker.

Arthritis Zehnprozentige Mischung aus Teebaumöl und einem anderen hautverträglichen Öl (Mandelöl, Avocadoöl, Weizenkeimöl) anwärmen und vorsichtig auf die betroffene Stelle reiben oder betroffene Stellen mit unverdünntem Teebaumöl einpinseln; wirkt schmerzstillend.

Beine und Füße Überanstrengten Füßen und Beinen tut ein abendliches Bad gut: Fünf Tropfen Teebaumöl in eine Schüssel mit warmem Wasser geben und 15 Minuten baden; pur auftragen gegen Schweißfüße und zur Entspannung.

Beingeschwür Zwei- bis dreimal täglich unverdünntes Teebaumöl vorsichtig auftragen; zehn Tropfen in Milch auflösen und mit Wasser verdünnen, darin das Bein baden.

Blasen Reines, unverdünntes Teebaumöl vorsichtig mit einem Wattetupfer auftragen.

Blasenkatarrh 15minütiges Sitzbad in einer Schüssel mit warmem Wasser und fünf bis zehn Tropfen Teebaumöl; Wärme.

Blutegel Reines, unverdünntes Teebaumöl mit einem Wattetupfer auf den Parasiten auftragen, diesen Entfernen und anschließend die Wunde nochmals mit Teebaumöl betupfen.

Brandwunden Wenig reines Öl direkt auf die Wunde auftragen; wirkt schmerzstillend und entzündungshemmend.

Bronchialkatarrh Zweimal täglich Brust und Rücken mit einigen Tropfen Teebaumöl einreiben; zusätzlich fünf bis zehn Tropfen Teebaumöl in sehr heißes Wasser geben und inhalieren; warmen Umschlag mit einer Mischung aus

Teebaum-, Eukalyptus- und eventuell Thymianöl auf die Brust legen.

Dermatitis Betroffene Stellen mit reinem Teebaumöl einreiben; stillt den Juckreiz, wirkt antibakteriell und beschleunigt die Heilung; eine zweiprozentige Mischung aus Teebaumöl und einem anderen hautverträglichen Öl (Mandelöl, Avocadoöl, Weizenkeimöl, insbesondere auch Jojobaöl) auf die betroffene Stelle reiben; z. B.: 40 Tropfen Teebaumöl auf 100 ml Lotion.

Desodorisation Waschen und Duschen mit Teebaumöl-Seife oder -Duschgel; Körperlotion mit Teebaumöl versetzen; Teebaumöl-Deodorant benutzen oder in ein handelsübliches Deo 20 bis 30 Tropfen Teebaumöl mischen.

Dickdarmentzündung Darmspülungen mit zweiprozentiger Teebaumöllösung: ausschließlich unter ärztlicher Aufsicht durchführen.

Eierstockzyste Äußerlich einige Tropfen unverdünntes Teebaumöl auftragen.

Eiter wird durch einige Tropfen unverdünntes Teebaumöl schnell und antiseptisch beseitigt.

Ekzeme Eine zehnprozentige Mischung aus Teebaumöl und einem anderen hautverträglichen Öl (Mandelöl, Avocadoöl, Weizenkeimöl) auf die betroffene Stelle reiben; etwas Teebaumöl in Milch auflösen (Emulgation), diese Mixtur mit Wasser vermischen und damit das Ekzem spülen; bei starkem Ekzem ist auch die Anwendung von unverdünntem Teebaumöl zu empfehlen. – Bei Tierekzemen eine fünfzigprozentige Mischung mit Jojobaöl auf die betroffenen Stellen reiben.

Emphysem   Fünf bis zehn Tropfen in heißes Wasser oder Inhalationsgerät geben und durch die Nase inhalieren.

Enthaarung   Vor und nach der Behandlung die Haut mit unverdünntem Teebaumöl einreiben, Teebaumölsalbe benutzen.

Erkältung   Fünf bis zehn Tropfen Teebaumöl in heißes Wasser oder Inhalationsgerät geben und inhalieren; Schläfen und Oberlippe mit Teebaumöl betupfen; zwei bis drei Tropfen Teebaumöl mit zwei bis drei Tropfen Eukalyptusöl mischen und auf einen Duftstein oder in eine Duftlampe geben; Oberkörper mit einigen Tropfen unverdünntem Teebaumöl einreiben; einige Tropfen Teebaumöl in den handelsüblichen Saunaaufguß (etwa mit Latschenkiefer) füllen.

Fadenpilzerkrankung   Zweimal täglich unverdünntes Teebaumöl auf die betroffenen Stellen auftragen; bei Tieren eine Mischung aus Cajeput-, Jojoba- oder Mandelöl mit zwanzigprozentigem Teebaumölzusatz auftragen.

Fellpflege bei Haustieren   Regelmäßig Tiershampoo mit einem Zusatz von zwei bis vier Prozent Teebaumöl benutzen; vor dem Striegeln oder Bürsten Fell mit Wasser besprühen, in das einige Tropfen Teebaumöl gemischt sind, oder mit einer Mischung aus Teebaumöl und Jojobaöl massieren; vorbeugend gegen Zecken reines Teebaumöl ins Fell massieren.

Fleckekzem Betroffene Stelle je nach Intensität zwei- bis fünfmal täglich mit reinem Teebaumöl einreiben.

Flöhe Teebaumöl in Milch auflösen (Emulgation), Mischung mit Wasser verdünnen und damit das Fell besprühen; Fell des Hundes mit speziellem Teebaumöl-Tiershampoo waschen; in hartnäckigen Fällen Teebaumöl unverdünnt ins Fell einreiben.

Furunkel Reines, unverdünntes Teebaumöl mehrmals täglich mit einer Pipette oder einem Wattetupfer auftragen.

Fußflechte Reines, unverdünntes Teebaumöl mit einem Wattetupfer auftragen.

Fußpilz Reines, unverdünntes Teebaumöl (am besten Wildsammlung) mit einer Pipette oder einem Wattetupfer auftragen.

Gingivitis (Zahnfleischentzündung) Reines, unverdünntes Teebaumöl (aus kontrolliert biologischem Anbau) mit dem gründlich gereinigten Finger sorgfältig auf das infizierte Zahnfleisch auftragen; Zahncreme mit Teebaumöl benutzen.

Gürtelrose Teebaumöl pur auftragen; eine zehnprozentige Mischung aus Teebaumöl und einem anderen hautverträglichen Öl (Mandelöl, Avocadoöl, Weizenkeimöl) anwärmen und vorsichtig auf die betroffene Stelle reiben; nachts zusätzlich mit Teebaumölsalbe bestreichen.

Haarpflege Ein bis drei Prozent (entspricht 20 bis 60 Tropfen) reines Teebaumöl auf 100 ml Haarshampoo geben; Spülung mit etwas Teebaumöl in Milch emulgieren und in Wasser auflösen, damit Haar und Kopfhaut massieren; vor dem Ausspülen zehn Minuten einwirken lassen.

Haliotosis (Mundgeruch) Zehn Tropfen Teebaumöl auf ein Glas mit warmem Wasser geben und mehrmals täglich gurgeln.

Halsschmerzen Fünf bis zehn Tropfen Teebaumöl in zwei Schluck warmes Wasser geben und drei- bis viermal täglich kräftig gurgeln.

Hämatom Zweimal täglich die betroffene Stelle mit unverdünntem Teebaumöl einreiben.

Hämorrhoiden Eine zehnprozentige Mischung aus Teebaum- und Jojoba- beziehungsweise Mandelöl herstellen und damit die betroffenen Stellen einreiben.

Haushaltsreinigung 20 bis 40 Tropfen Teebaumöl (geringere, z. B. pharmazeutische oder technische Qualitätsstufe) ins Wischwasser, mit dem man Küchenmöbel, Böden, Bad und WC reinigt; desinfizierend; Ersatz für scharfe Chemikalien; bindet unangenehme Gerüche.

Hautabschürfung Wenig reines Öl direkt auf die Wunde auftragen; wirkt schmerzstillend und entzündungshemmend.

Hautausschlag Eine zehnprozentige Mischung aus Teebaumöl und einem anderen hautverträglichen Öl (Mandelöl, Avocadoöl, Weizenkeimöl) anwärmen und vorsichtig mit einem Wattetupfer auf die betroffene Stelle auftragen.

Hautflechte Reines, unverdünntes Teebaumöl mit einem Wattetupfer auftragen.

Hautsplitter Reines, unverdünntes Teebaumöl mit einem Wattetupfer vor und nach dem Entfernen des Splitters auftragen.

Herpes Dreimal täglich unverdünntes Teebaumöl (aus kontrolliert biologischem Anbau) auftragen; Lippenbalsam mit Teebaumöl benutzen.

Hornhaut Hornhautstellen in warmem Wasserbad mit einigen Tropfen Teebaumöl (aus der Wildsammlung) einweichen, anschließend reines, unverdünntes Teebaumöl mit einem Wattetupfer auftragen.

Hufverletzung bei Pferden Teebaumöl pur auftragen; eine fünfzigprozentige Lösung aus Teebaum- und Jojobaöl anrühren und Huf damit einpinseln; einen feuchten Umschlag mit Bittersalz und Teebaumöl anlegen.

Hühneraugen Reines, unverdünntes Teebaumöl zwei- bis dreimal täglich mit einem Wattetupfer auftragen.

Husten Zwei bis drei Tropfen reines Teebaumöl zusammen mit etwas Eukalyptus- oder Minzeöl (Chinaöl) in ein Inhalationsgerät füllen und inhalieren; von außen den Hals-, Brust- und Rückenbereich mit reinem Teebaumöl einreiben; fünf Tropfen Teebaumöl in warmem Wasser auflösen und gurgeln.

Infizierte Stellen   Reines, unverdünntes Teebaumöl mit einem Wattetupfer auftragen.

Insektenabwehrmittel   Aromalampe oder Duftstein mit einer Mischung aus zwei bis drei Tropfen Teebaumöl, einem Tropfen Zedernholz- sowie einem Tropfen Nelkenöl aufstellen; Haut mit einer Körperlotion mit zehnprozentigem Teebaumölanteil eincremen.

Insektenstiche   Reines, unverdünntes Teebaumöl mit einem Wattetupfer auftragen.

Ischias   Betroffene Stelle mit unverdünntem Teebaumöl einreiben.

Juckreiz   Reines, unverdünntes Teebaumöl mit einem Wattetupfer auftragen; zwanzig- bis fünfzigprozentige Mischung aus Teebaumöl mit Jojobaöl herstellen und auftragen.

Karbunkel   Reines, unverdünntes Teebaumöl mit einem Wattetupfer auftragen.

Kehlkopfentzündung   Zwei bis zehn Tropfen Teebaumöl in ein kleines Glas mit warmem Wasser (zwei Schluck) geben und dreimal täglich kräftig damit gurgeln.

Kolitis (Dickdarmentzündung)   Darmspülungen mit zweiprozentiger Teebaumlösung: unter ärztlicher Aufsicht durchführen.

Kopfläuse   Reines Teebaumöl auf die Kopfhaut auftragen und zehn bis 15 Minuten einwirken lassen, einen

Teelöffel Teebaumöl auf die übliche Menge Haarshampoo geben und den Kopf waschen; anschließend Schaum mit warmem Wasser abspülen, dem ein Eßlöffel Teebaumöl zugefügt worden ist. Sorgfältig den Kopf abkämmen; die Kammzinken in Teebaumöl tränken.

Laryngitis (Kehlkopfentzündung) Fünf Tropfen Teebaumöl auf einen Schluck warmes Wasser geben und alle zwei Stunden kräftig gurgeln; Stimme schonen.

Läuse siehe **Kopfläuse.**

Lippen Lippenbalsam mit Teebaumöl zur Pflege.

Lippenherpes siehe **Herpes.**

Massage 3 bis 5 ml in 100 ml Jojobaöl (Mandel-, Avocadoöl) mischen und damit kräftig massieren.

Milchschorf Zwei bis fünf Tropfen Teebaumöl mit einem Eßlöffel eines anderen hautverträglichen Öls (Jojobaöl, Mandelöl, Avocadoöl, Weizenkeimöl) anwärmen, vorsichtig auf die betroffene Stelle reiben und den Schorf anschließend mit einem weichen Tuch entfernen. Nicht in die Augen gelangen lassen!

Mundgeschwüre Reines Teebaumöl (aus kontrolliert biologischem Anbau) unverdünnt auf die einzelnen Stellen tupfen; zehn Tropfen Teebaumöl in etwas Milch aufgelöst auf ein Glas mit warmem Wasser geben und mehrmals täglich gurgeln.

Mundspülung Zehn Tropfen Teebaumöl auf ein Glas mit warmem Wasser geben und mehrmals täglich gurgeln;

drei Tropfen Teebaumöl, zwei Tropfen Limettenöl, einen Tropfen Pfefferminzöl und eventuell einen Tropfen Thymianöl in fünf Eßlöffel Milch auflösen und in einem halben Glas Wasser verdünnen, damit den Mund kräftig ausspülen.

Muskelschmerzen Teebaumöl pur einreiben; eine zehnprozentige Mischung aus Teebaumöl und einem anderen hautverträglichen Öl (Mandelöl, Avocadoöl, Weizenkeimöl) anwärmen und sanft auf die betroffene Stelle reiben.

Nagelbad Fünf bis zehn Tropfen Teebaumöl in eine Seifenlösung geben oder mit Jojobaöl mischen und darin die Nägel baden.

Nagelentzündung und -geschwür Reines, unverdünntes Teebaumöl mit einem Wattetupfer großzügig unter und um den Nagel herum auftragen.

Nebenhöhlenentzündung Zehn Tropfen in heißes Wasser oder Inhalationsgerät geben und durch die Nase inhalieren; Teebaumöl pur in die Haut an den Schläfen, der Nase und den Wangen einreiben.

Ohrentzündung/-schmerzen Zehn Tropfen reines Teebaumöl auf einen Teelöffel hochwertiges kaltgepreßtes Öl – zum Beispiel Mandelöl – geben, leicht erwärmen und eine kleine Menge davon ins Ohr reiben.

Parasitenbefall Reines, unverdünntes Teebaumöl (aus der Wildsammlung) auf die betroffenen Stellen auftragen.

Paradentose Reines, unverdünntes Teebaumöl (aus kontrolliert biologischem Anbau) an den infizierten Stellen auftragen und leicht einmassieren; Teebaumöl-Zahncreme regelmäßig benutzen.

Paronychie (Nagelbettinfektion) Reines, unverdünntes Teebaumöl großzügig mit einem Wattetupfer unter und um den Nagel herum auftragen.

Pickel Reines Teebaumöl mit einem Wattetupfer direkt auf die betroffenen Stellen auftragen.

Plantarwarzen (Fußsohlenwarzen) Mehrmals täglich über einen längeren Zeitraum reines Teebaumöl auftragen.

Plaque (Zahnbelag) Mit in Milch aufgelöstem und mit etwas Wasser verdünntem Teebaumöl gurgeln; Teebaumöl-Zahncreme benutzen.

Prellung Teebaumöl pur auf geprellte Stellen auftragen.

Psoriasis (Schuppenflechte) Eine zehnprozentige Mischung aus Teebaumöl und einem anderen hautverträglichen Öl (Mandelöl, Avocadoöl, Weizenkeimöl) mit einem Wattetupfer auf die betroffene Stelle reiben.

Rasur 20 bis 30 Tropfen Teebaumöl auf 100 ml Aftershave geben; lindert Hautreizungen.

Rheuma Teebaumöl unverdünnt auftragen oder eine zehnprozentige Mischung aus Teebaumöl und einem anderen hautverträglichen Öl (Mandelöl, Avocadoöl, Weizenkeimöl) anwärmen und sanft auf die betroffene Stelle reiben.

Sarkoid Zwei- bis dreimal täglich Geschwulst mit reinem Teebaumöl einreiben; über Nacht eine fünfzigprozentige Mischung aus Jojoba- und Teebaumöl auftragen.

Satteldruckstellen bei Pferden Regelmäßig den Pferderücken mit reinem Teebaumöl einreiben oder eine fünfzigprozentige Mischung aus Teebaumöl und Jojobaöl herstellen und damit die Druckstellen bestreichen.

Scheide Zwei bis drei Tropfen auf einen Tampon geben; 20 bis 30 Tropfen in einem halben Glas warmer Milch auflösen und in Wasser verdünnen, mit dieser Lösung die Scheide spülen; hilft bei Pilzen.

Schnittwunden / Schürfwunden Zwei bis drei Tropfen reines Teebaumöl direkt auf die Wunde auftragen; wirkt schmerzstillend und entzündungshemmend.

Schuppen Fünf Tropfen reines Teebaumöl zu der üblichen Menge an Haarshampoo geben und damit Haar und Kopfhaut massieren; vor dem Ausspülen einige Minuten einwirken lassen.

Sekretstau Fünf bis zehn Tropfen in heißes Wasser oder Inhalationsgerät geben und durch die Nase inhalieren.

Sinusitis (Nasennebenhöhlenentzündung) Fünf bis zehn Tropfen in heißes Wasser oder Inhalationsgerät geben und durch die Nase inhalieren.

Sonnenbrand 2 bis 3 ml auf 100 ml Aftersun-Lotion geben oder eine zehnprozentige Mischung aus Teebaumöl und einem anderen hautverträglichen Öl (Mandelöl, Avocadoöl, Weizenkeimöl) vorsichtig mit einem Wattetupfer auf die betroffene Stelle reiben; Teebaumöl kann auch pur oder mit etwas Zitronensaft vermischt aufgetragen werden. Vorsicht: Nicht mit dem Teebaumöl an die Augen kommen!

Vaginale Entzündungen   Zwei bis drei Tropfen auf einen Tampon geben; 20 bis 30 Tropfen in einem halben Glas warmer Milch auflösen und in Wasser verdünnen, mit dieser Lösung die Scheide spülen; hilft bei Pilzen.

Verbrennungen   Wenig reines Öl direkt mit einem gut getränkten Wattetupfer auf die Brandwunde auftragen; wirkt schmerzstillend und entzündungshemmend; bei schweren Verbrennungen sofort zum Arzt gehen.

Verstauchung   Unverdünntes Teebaumöl auftragen oder eine zehnprozentige Mischung aus Teebaumöl und einem anderen hautverträglichen Öl (Mandelöl, Avocadoöl, Weizenkeimöl) sanft auf die betroffene Sehnengegend reiben.

Warzen   Mehrmals täglich reines, unverdünntes Teebaumöl (Wildsammlung) mit Wattetupfer auftragen.

Windelekzem   Eine zehnprozentige Mischung aus Teebaumöl und einem anderen hautverträglichen Öl (Mandelöl, Avocadoöl, Weizenkeimöl) vorsichtig mit einem Wattetupfer auf die betroffene Stelle tupfen oder zwei bis fünf Tropfen mit etwas guter Babycreme oder einem Eßlöffel Babyöl mischen und auftragen.

Windelreinigung   In die Waschmaschine zum Waschmittel einen Eßlöffel Teebaumöl geben.

Wunden   Reines, unverdünntes Teebaumöl mit einem Wattetupfer auftragen.

Wundliegen   Betroffene Stellen mit unverdünntem Teebaumöl aus kontrolliert biologischem Anbau vorsichtig
bestreichen.

Wundsein   Eine zehnprozentige Mischung aus Teebaumöl und einem anderen hautverträglichen Öl (Mandelöl, Avocadoöl, Weizenkeimöl) anwärmen und vorsichtig auf die betroffene Stelle reiben.

Zahnbelag   Mit in Milch aufgelöstem und mit etwas Wasser verdünntem Teebaumöl gurgeln; Teebaumöl-Zahncreme benutzen.

Zahnfleisch   Vorbeugend Teebaumöl-Zahncreme benutzen; mit einer Lösung aus warmem Wasser (in wenig Milch
emulgiert) und einigen Tropfen Teebaumöl spülen; bei
akuter Entzündung reines, unverdünntes Teebaumöl mit
einem Wattetupfer oder gereinigtem Finger auftragen.

Zahnschmerzen   Reines, unverdünntes Teebaumöl mit
einem Wattetupfer auftragen.

Zecken bei Tieren   Reines, unverdünntes Teebaumöl mit
einem Wattetupfer auf den Parasiten auftragen, diesen entfernen und anschließend die Wunde nochmals mit Teebaumöl betupfen; zur Vorbeugung pur ins Tierfell einreiben.

Teebaumöl-Sidelineprodukte

Derzeit boomt besonders in Australien, aber auch in den USA, der Markt sogenannter Sidelineprodukte aus Teebaumöl. Dazu gehört eine Reihe von medizinischen und kosmetischen Mitteln, in denen Teebaumöl verarbeitet ist und die gezielt gegen bestimmte Beschwerden oder für ein gepflegteres Aussehen eingesetzt werden.

In Deutschland gibt es eine Palette von fertigen Präparaten wie Haarshampoo, Körperlotionen, Zahncremes, Seifen, wenngleich man sich in einigen Bereichen noch im Teststadium befindet.

Zu den mittlerweile erprobten, von verschiedenen Herstellern erhältlichen Präparaten gehören:

- **Reines Teebaumöl** verschiedener Qualitätsstufen

- **Antiseptische Cremes und Salben:** für alle Bereiche der Hautentzündungen, -läsionen sowie gegen Pilze einzusetzen; als Tages- und Nachtcremes erhältlich

- **Gesichtscreme gegen unreine Haut:** besonders bei Akne geeignet

- **Zahncreme:** zur Stabilisierung der Mundflora, gegen Mundgeruch, keimtötend; beispielsweise mit Meersalz und Minze

- **Mundwasser:** antibakteriell, antiseptisch, gegen Mundgeruch

- **Antibakterielle Haushaltsreiniger:** für die gründliche, keimtötende Reinigung in allen kritischen Haushalts- und Sanitär- sowie Hygienebereichen; auch bei der Stall- und Käfigsäuberung einzusetzen.

- **Shampoo:** zur Klärung der Kopfhaut, Regulierung der Fettproduktion, für Festigkeit und Glanz der Haare

- **Haarspülung** (Festiger): wie Shampoo

- **Handcreme:** besonders für strapazierte Hände geeignet, die viel mit Chemikalien (Farben, Lösungsmitteln) oder Wasser in Berührung kommen

- **Fußcreme:** gegen Fußschweiß und -pilz

- **Handflüssigseife:** besonders in (öffentlichen) Küchen, Arztpraxen oder Krankenhäusern einzusetzen

- **Seifenstücke:** zur Desinfektion und gründlichen Reinigung, besonders in der Kinderpflege, beispielsweise mit Avocadoöl und Honig

- **Tiershampoo für Haustiere:** zur regelmäßigen Fellwäsche

- **Tiershampoo für Pferde**

- **Zäpfchen:** besonders bei Vaginalpilzen; rektal eingeführt gegen Hämorrhoiden (in Australien und USA erhältlich)

- **Lutschpastillen:** zur Stabilisierung der Mundflora, gegen Mundgeruch

- **Zahnseide, Zahnstocher:** zur keimfreien Säuberung der Zahnzwischenräume

- **Massageöl:** zur unterstützenden, tiefen Durchblutung der Muskeln

- **Deodorant-Spray:** gegen Körpergeruch, zur Schweißregulierung und Desinfektion

- **Lippenbalsam:** für einen langen Aufenthalt in der Sonne, gegen Sonnenbrand auf den Lippen

- **Sonnencreme:** zum Schutz der Haut bei intensiver Sonnenbestrahlung; für einen langen Aufenthalt im Freien

- **Aftersun-Lotion:** zur Hautpflege nach längerem Aufenthalt in der Sonne

Individuelle Mischungen

Wenn Sie Teebaumölmischungen für zahlreiche Anwendungsbereiche individuell herstellen möchten, helfen Ihnen die folgenden, in der Praxis gewonnenen Erfahrungswerte:

- **Unverdünntes Teebaumöl:** wird äußerlich auf Wunden aufgetragen, wobei einige Tropfen auf einen Wattebausch oder ein Baumwolläppchen gegeben werden; Qualitätsstufen beachten!

- **Teebaumölmischungen:** eignen sich besonders für Massagen, großflächigere Haut- und Körperstellen. In der Regel mischt man ein leichtes Öl wie Mandel-, Weizenkeim- oder Jojobaöl mit Teebaumöl im Verhältnis 9:1.

- **Mundwasser:** Fünf Tropfen Teebaumöl auf ein kleines Glas mit warmem Wasser geben und damit den Mund ausspülen und gurgeln; Teebaumöl in ganz wenig Milch emulgieren.

- **Körperlotion:** Sie können in eine gute Körperlotion (200 ml) auf pflanzlicher Basis aus dem Naturkostladen 10 ml Teebaumöl einrühren und diese als antiseptische Körperlotion benutzen.

- **Haarwaschmittel:** Ein bis zwei Tropfen Teebaumöl auf die normale Menge Ihres üblichen naturkosmetischen Haarwaschmittels geben; vor dem Ausspülen einige Minuten einwirken lassen. Sie können auch 20 bis 60 Tropfen Teebaumöl in 100 ml Ihres Haarshampoos rühren und diese Mischung zum Haarewaschen verwenden.

- **Sauna-Aufguß:** Bis zu 10 ml Teebaumöl eignen sich als Beimischmittel in einem herkömmlichen Sauna-Aufguß, zum Beispiel mit Latschenkiefer; erleichtert das Atmen und wirkt beruhigend.

- **Duftlampe:** Zwei bis drei Tropfen in einer Duftlampe wirken sich angenehm auf das Raumklima aus; stickige Luft wird geklärt; Keime in der Luft werden beseitigt. Wegen ihrer stark desinfizierenden Wirkung kann man Teebaumöltropfen auch gut in einem Krankenzimmer verdunsten lassen.

- **Duftstein:** Zwei bis drei Tropfen auf den porösen Stein (z. B. eine unbehandelte kleine Tonfigur) wirken sich auf das Raumklima genauso aus wie in der Duftlampe. Bei schweren Erkältungen oder sonstig bedingten Atembeschwerden kann man auch mehr Tropfen auf den Stein geben. Er eignet sich überall, wo die Luft gereinigt werden soll, etwa in Bad und WC zur Geruchsverbesserung, auf der Terrasse oder im Schlafzimmer, wenn man sich gegen Insekten schützen möchte.

Anhang

Chronologischer Überblick über Labor- und Kliniktests zur Wirksamkeit von Teebaumöl

Über einen Zeitraum von 70 Jahren wurde Teebaumöl immer wieder wissenschaftlichen Untersuchungen unterzogen, überwiegend in Australien, USA und Europa. Die Vielzahl der Forschungsergebnisse haben wir nachfolgend zusammengefaßt und zu einem chronologischen Überblick geordnet.

1920–1926 untersuchten Penfold, damaliger Kurator und Chemiker am Technologischen Museum in Sydney, und seine Mitarbeiter bei einer Reihe unterschiedlicher Ölessenzen deren antibakterielle Wirkung anhand des Rideal-Walker-Koeffizienten (R-W-Koeffizient). Bei diesem Test wurde die keimtötende Wirkung einer Substanz mit der von Phenol (Karbolsäure) verglichen, und zwar gegenüber den besonders starken Salmonellenbakterien. Der R-W-Koeffizient zeigt, wievielmal stärker die Testsubstanz gegenüber den Bakterien ist als das herkömmlich eingesetzte Phenol.

Substanz	R-W-Koeffizient
Melaleuca alternifolia (Teebaumöl)	11–13
Cineol	3,5
Terpinen-4-ol	13,5
Alpha- oder Gamma-Terpine oder p-Zymene	6
Alpha-Terpineol	16

Ein weiteres Testergebnis war die gesicherte Erkenntnis, daß das Öl nicht toxisch und nicht hautreizend ist.

Auf der Grundlage von Penfolds Studien benutzte **1930** der am Royal North Shore Hospital in Sydney tätige Chirurg Humphrey eine milchigweiße Wasserlösung, in die zu 35 Prozent reines Teebaumöl gemischt war, um Wunden auszuwaschen beziehungsweise auszuspülen und Wundverbände damit zu tränken. Seine Erfahrungen faßte Humphrey folgendermaßen zusammen:

● Die Tinktur löste Eiter auf und säuberte infizierte Wunden an der Oberfläche, so daß der keimtötende Prozeß wirkungsvoller und ohne sichtbaren Schaden für das umliegende Zellgewebe verlief. Im Gegensatz zu anderen Antiseptika verlief bei Teebaumöl der Heilungsprozeß sogar noch schneller, wenn in der Wunde Eiter, Blut, Schmutz und ähnliches vorhanden waren.

● Aufgrund dieser eiterauflösenden Eigenschaft setzte Humphrey die Lösung ein, um Paronychie – Nagelbettinfektionen – zu behandeln. Bis dahin hatte er diese Krankheit verschiedentlich mit mehr oder weniger Erfolg über Monate hinweg behandelt. Der Einsatz von Teebaumöl führte zu einer Heilung von Paronychie in knapp einer Woche, wobei der Fingernagel gerettet werden konnte.

● Mit in warmem Wasser aufgelösten 20 Tropfen Teebaumöl als Mittel zum Gurgeln heilte er eine Halsentzündung.

● In eine normale Handseife gemischt, erwies sich das Teebaumöl als idealer Keimtöter: Typhöse Bakterien ließen sich sechzigmal schneller beseitigen als mit normalen Desinfektionsseifen, was besonders in ärztlicher Praxis zu begrüßen ist.

1931–1936: Penfold und seine Kollegen entwickelten standardisierte Teebaumölprodukte – reines antiseptisches Teebaumöl (häufig als Ti-Trol bezeichnet) und wasserlösliches Melasol mit vierzigprozentigem Teebaumölanteil. Der australische Ölessenzhersteller Australian Essential Oils Limited veröffentlichte 1936 eine Schrift unter dem Titel «Revised Medical and Dental Data (1928–1936) of Ti-Trol (Antiseptic Oil) and Melasol (Antiseptic solution)», die sich als Zusammenfassung aller bekannten Untersuchungs- sowie Erfahrungsberichte über Teebaumöl verstand. Zu den dargestellten Anwendungsbereichen zählt eine Reihe medizinischer und zahnmedizinischer Aspekte, darunter:

- Eitrige und septische Beschwerden (Karbunkel, Verbrennungen, Eiterbildungen)

- Paronychie (Nagelbettentzündung)

- Gynäkologischer Einsatz (Vaginalduschen, Gonorrhöe)

- Unterleibsbeschwerden (Dickdarmentzündung)

- Hautbeschwerden (Ringelflechte, Blasengrind, Läuse)

- Hals- und Mundbeschwerden (Katarrh, Mundgeschwüre, Mandelentzündung, Mundschwamm)

- Paradentose

- Antiseptischer Einsatz als Mundspülung vor und nach zahnärztlicher Behandlung

● Septische Mundbeschwerden

● Mundgeruch, Zahnfleischbluten

1937 berichtete Coutts über seine Erfahrungen mit Teebaumöl bei der Behandlung von Bronchialinfektionen. Schlechter Mundgeruch und Schleim lösten sich schnell auf.

1949 wurde Teebaumöl als *Oleum Melaleucae* in den British Pharmaceutical Codex aufgenommen, nachdem Robert Goldsborough bereits zehn Jahre zuvor in Publikationen verbreitet hatte, daß die medizinischen Fakultäten in Australien große Mengen Teebaumöl zu unterschiedlichen Zwecken einsetzten.

1960 berichtete der New Yorker Arzt Henry Feinblatt über einen kontrollierten klinischen Versuch an 35 Furunkel-Patienten. Hier bestätigte sich seine Annahme, daß Teebaumöl die einzigartige Eigenschaft besitzt, sich mit den Hautabsonderungen zu verbinden und so durch die äußeren Hautschichten zu dringen und auch die tieferen Hautschichten zu desinfizieren, wozu die meisten Salben nicht in der Lage sind. Von den 35 Patienten wurden 25 mit Teebaumöl behandelt, von diesen wiederum 24 geheilt. Bei den restlichen zehn Fällen war Teebaumöl nicht eingesetzt worden. Aus dieser Gruppe wurden bei fünf Patienten Inzisionen (Öffnungen der Furunkel durch Schnitte) erforderlich, bei den übrigen fünf Patienten waren die Furunkel noch nach acht Tagen sichtbar.

Feinblatt wies ebenfalls darauf hin, daß die Behandlung mit Teebaumöl keinerlei toxische Reaktionen zeitigte.

1961 untersuchte Peña die Wirksamkeit von Teebaumöl in bezug auf verschiedene Vaginalinfektionen, einschließlich der von *Candida albicans* hervorgerufenen. Peña behandelte 130 Frauen mit Vaginaltampons, die mit Melasol getränkt waren, und verglich die Behandlungsergebnisse mit denen einer aus 50 Patientinnen bestehenden Kontrollgruppe, die mit herkömmlichen Medikamenten behandelt worden waren. Die Behandlung mit Melasol erwies sich als ebenso wirkungsvoll wie die mit den Standardzäpfchen. Seine Untersuchungsergebnisse lauteten im einzelnen:

- Australisches Teebaumöl erwies sich bei der Behandlung von durch Trichomonaden hervorgerufener Vaginitis, von Candidamycosis und Entzündungen des Gebärmutterhalses als hochwirksam.

- Eine vierzigprozentige Teebaumöllösung (Melasol) hatte keine Nebenwirkungen (wie beispielsweise Reizungen).

- Eine zwanzigprozentige Lösung (verdünntes Melasol) war bei der Behandlung von Zervizitis (Gebärmutterhalsentzündung) wirksam.

- Tägliche Vaginalduschen mit 0,4 Prozent des Öls in einem Viertelliter Wasser waren bei der Behandlung der betroffenen Vaginalinfektionen effektiv.

- Der klinische Beweis erhärtete die Ergebnisse von Labortests, denen zufolge das Öl von *Melaleuca alternifolia* ein keim- und pilztötendes Mittel ist, das tief in die Haut einzudringen vermag und Eiter und Gewebereste auflöst.

1972 veröffentlichte der an einer Klinik in Stanford, Connecticut, tätige Arzt Walker einen Bericht über klinische Versuche mit Teebaumöl beziehungsweise Melasol im Verlauf von sechs Jahren. Er erzielte sehr gute Ergebnisse bei Fußpilz, Fußnagelinfektionen mit nachfolgendem Nagelverlust, Hühneraugen, entzündeten Fußballen und in der postoperativen Anwendung.

1974 erschien ein Bericht von R. Low und seinen Kollegen von der Universität in Queensland über einen Laborversuch zu antibakteriellen Aktivitäten einer Reihe von australischen Ölessenzen, darunter auch Teebaumöl, die gegen Staphylokokken und Salmonellen eingesetzt wurden. Festgestellt werden sollte dabei die minimale Hemmkonzentration (MHK), bei der das jeweilige Öl Folgen zeigte. Im Fall von Staphylokokken reichte eine sechsprozentige Lösung, gegen Salmonellen bereits eine dreiprozentige Lösung von Teebaumöl zur wirkungsvollen Bekämpfung dieser Bakterien.

Diese Untersuchung wurde ein Jahr später durch Dr. Beylier ergänzt und um den Einsatz bei Kolibakterien, *Candida albicans* und *Aspergillus niger* erweitert. Die überzeugenden Ergebnisse führten schließlich zu einem vertieften allgemeinen Interesse in der Fachwelt, das weitere Reihenuntersuchungen nach sich zog.

1985 wurden unter der Leitung der Dentisten Walsh und Longstaff an der zahnmedizinischen Abteilung der Queensland-Universität Teebaumöllösungen bei der Behandlung von Karies und Zahnfleischerkrankungen erfolgreich eingesetzt.

Ebenfalls im Jahr **1985** wurden in Frankreich von Paul Belaiche, dem Leiter der phytotherapeutischen (pflanzenheilkundlichen) Abteilung des Collège de Médecine de Bobigny (Paris XIII) drei Studien durchgeführt.

Die erste beschäftigt sich mit chronischer Zystitis (Blasenkatarrh) bei 26 Patientinnen, die vor der Behandlung mit Teebaumöl erfolglos mit Antibiotika behandelt worden waren. Mit Teebaumöl (orale Einnahme von 3×8 mg täglich) konnten 60 Prozent geheilt werden im Gegensatz zu 15 Prozent Symptomverbesserungen bei der mit Placebos behandelten Kontrollgruppe. Hepatische Toxizität konnte nicht festgestellt werden, und es wurde nur eine sehr geringe Reizung der Schleimhäute beobachtet.

Die zweite Studie befaßt sich mit der Behandlung von Candidamycosis bei 28 Patientinnen, die unter einer chronischen Scheideninfektion litten. Mit Hilfe von Pessaren, die über einen dreimonatigen Zeitraum täglich erneuert wurden und zwei Zentigramm Teebaumöl in einer Gelatine-Glycerin-Mischung enthielten, oder mit in Teebaumöl getränkten Tampons konnten 21 Patientinnen vollständig, drei klinisch geheilt werden. Vier Patientinnen berichteten von einer Verbesserung ihres Zustandes.

Bei der dritten Studie ging es um verschiedene Hautkrankheiten, insbesondere Akne, wobei die Patienten dank Teebaumöl sehr gute Heilerfolge aufweisen konnten.

Systematischer Erforschung der vielseitigen Wirksamkeit von Teebaumöl widmete sich auch der Chemiker Dr. Lyall Williams von der Macquarie University in Sydney. Er führte in den Jahren **1989/90** verschiedene Konferenzen durch, auf denen Wirksamkeit und Sicherheit von Teebaumöl mit Industrieexperten diskutiert wurden. In einem mit den Wissenschaftlern Vicki Home und Xialoan Zhang von der Macquarie-Universität und Iain Stevenson vom Biologischen und Biomedizinischen Fachbereich der New South Wales University of Technology herausgegebenen Artikel kommt Lyall Williams zu dem Schluß:

> «Die antibakteriellen und erhaltenden Eigenschaften von Teebaumöl, seine Fähigkeit, schnell von der Haut absorbiert zu werden, und seine nichtreizende Art lassen auch zahlreiche kommerzielle Anwendungen sinnvoll erscheinen. Reines Teebaumöl wird mittlerweile als der ‹Medizinschrank in der Flasche› angenommen und bei der Behandlung von Schnitten und anderen Wunden, bei Infektionen, kleineren Hautproblemen und als nützliches Öl von Aromatherapeuten eingesetzt, die es Massage- und Badeölen hinzufügen.
>
> Wissenschaftler experimentieren derzeit, um die minimale Hemmkonzentration (MHK) zu ermitteln, die für eine erfolgversprechende Formulierung nötig ist, nach der es Desinfektionsmitteln und Antiseptika beigegeben wird – als wesentlicher Bestandteil von lokalen Reagentien bei Hautunregelmäßigkeiten und als ein aktiver Bestandteil von Hautpflegemitteln, Kosmetika und Toilettenartikeln.»

Schließlich veröffentlichten **1990** Bassett und andere vom Royal Prince Alfred Hospital ihre vergleichende Studie zu Aknebehandlung mit Teebaumöl versus Benzoylperoxid. Sie bestätigten Belaiches Untersuchungsergebnisse und stellten fest, daß Teebaumöl eine Alternative zur herkömmlichen Behandlungsmethode darstelle und häufiger benutzt werden könne, ohne daß sich Nebenwirkungen einstellten.

Ebenfalls im Jahr **1990** wurde von der australischen Tee-
baumindustrievereinigung (Australian Tea Tree Industry
Assciation) eine toxikologische Untersuchung über Teebaumöl in Auftrag gegeben. Dabei wurden verschiedene
standardisierte Tests vorgenommen, u. a. über

- akute orale Toxizität bei Ratten (OECD-Methode 401)

- akute dermale Toxizität bei Kaninchen (OECD-Methode
  402)

- das Potential der Hautsensitivierung bei Meerschwein-
  chen (OECD-Methode 406)

- Hautreizung nach 30 Tagen bei Kaninchen

- Karzinogenes Potential (Ames-Test)

Die Studie bestätigt die geringe Reizung, Toxizität und
Sensitivierung durch Teebaumöl. Teebaumöl sollte nicht
eingenommen, sondern nur äußerlich angewendet werden.

Die positiven Erfahrungen mit Teebaumöl haben dazu geführt, daß in den letzten Jahren die Nachfrage weltweit
sprunghaft angestiegen ist – so stark, daß die Versorgung
gelegentlich problematisch erscheint, was zu weniger
günstigen Mischungsverhältnissen führt. Beim Kauf von
Teebaumölprodukten ist es daher ganz wichtig, daß man
sich über die Zusammensetzung informiert, insbesondere
über den jeweiligen Terpinen-4-ol- und den Cineol-Gehalt
des Produkts.

1992 erschien ein Artikel in einem australischen Fachmagazin, in dem Altman und Barnetson über eine Untersuchungsreihe zur Behandlung von 208 Fußpilzerkrankten berichteten. Die Hälfte von ihnen wurde mit zehnprozentigem Teebaumöl behandelt, die anderen 104 Patienten erhielten Placebo-Cremes. Das Ergebnis war bei den mit Teebaumöl Behandelten signifikant besser als bei der Kontrollgruppe. Außerdem litten sie weniger unter Begleiterscheinungen der Krankheit wie Jucken, Röten, Brennen und Hautablösungen.

Bestandteile und physikalische Daten

Chemische Zusammensetzung

Bestandteile	In Prozent	
	minimum	maximum
1,8 – Cineole	–	15
– Terpinen	5	13
– Terpinen	10	28
p-Zymene	0,5	12
Terpinen-4-ol	30	–
– Terpineol	1,5	8
– Pinen	1	6
Terpinolen	1,5	5
Limonen	0,5	4

Physikalische Meßdaten

Aussehen	klare Flüssigkeit
Farbe	farblos bis blaßgelb
Geruch	eigen
relative Dichte 20 °C/20 °C	0,890 – 0,906
Brechungsindex bei 20 °C	1,475 – 1,482
optische Drehung bei 20 °C	+5 bis +15
Löslichkeit in Ethanol bei 20 °C	2 Vol. 85prozentiges Ethanol sollten 1 Vol. Teebaumöl klar lösen
Flammpunkt	57 °C bis 60 °C

Chromatogramm

Moderne Analysemethoden ermöglichen die Bestimmung der einzelnen Riechstoffe, die in einem ätherischen Öl enthalten sind. Hierzu gehört die computergesteuerte Gaschromatographie.

Eine kleine Menge des zu untersuchenden ätherischen Öls wird in ein Trägergas, hier Helium, gegeben und von einer Anfangstemperatur von 50 °C bis auf über 200 °C erhitzt. Dabei werden je nach ihrer Verdunstungstemperatur die einzelnen Stoffe nacheinander herausgelöst und aufgezeichnet. Ein von der Australian Trade Commission herausgegebenes typisches Chromatogramm zählt in der Reihenfolge ihrer Verdampfung – nicht nach ihrem prozentualen Anteil – folgende Bestandteile auf:

1	α-Thujan	11	1,8-Cineol
2	α-Pinen	12	γ-Terpinen
3	Sabinen	13	Terpinolen
4	β-Pinen	14	Terpinen-4-ol
5	Myrcen	15	α-Terpineol
6	α-Phellandren	16	η-Tetradekan
7	α-Terpinen	17	Aromadendrene
8	Limonen	18	Viridiflorene
9	β-Phellandren	19	δ-Cadinene
10	π-Zymen		

Antiseptische Wirkung
von Teebaumöl

1974 wurde in Sydney ein theoretischer Vergleich zwischen Teebaumöl und anderen Antiseptika vorgenommen. Die Australian Trade Commission AUSTRADE schickte uns eine Kopie des Auszugs aus den Originalakten des Museum of Applied Arts & Sciences, Sydney, dem zusammengefaßt folgende Informationen zu entnehmen sind:

Anhand eines von Professor Anderson aufgestellten Kriterienkatalogs läßt sich feststellen, daß Teebaumöl ein wirkungsvolles Desinfektionsmittel für die menschliche Haut darstellt. Es erfüllt die Kriterien in idealer Weise, indem es die folgenden Eigenschaften hat:

1. Eine schnelle bakterizide, lang vorhaltende Wirkung gegenüber einer Vielfalt von Organismen mit einem zusätzlich hohen Grad der Absorption durch die Haut.
2. Deutlich reinigende Eigenschaften.
3. Verursacht keine Hautreizungen und Zellgewebsschädigungen, ist ungiftig und hat keine auffälligen Nebenwirkungen.
4. Bleibt lange stabil.
5. Ist für kosmetische Zwecke gut geeignet, farblos und von angenehm reinlichem Geruch.
6. Ist annähernd pH-neutral.

7. Ist besonders wirkungsvoll, wenn organische Abfall-produkte auftreten (Eiter u. ä.).

8. Ist wegen seiner stark fungiziden und antiviralen Wirkung ein ideales Hautdesinfektionsmittel, auch wenn darüber noch nicht genügend klinisches Forschungs-material vorliegt.

Belegt wird die antiseptische Wirkung von Teebaumöl durch die Daten folgender Tabelle:

Produkt	Gram positiv (Staph. aureus)	Gram negativ (E.coli)	Säurefeste Bazillen
Alkohole	Empfindlich	Empfindlich	Empfindlich
Phenole	Empfindlich	Empfindlich	Keine
Chlorpräparate	Empfindlich	Empfindlich	Mäßig empfindlich
Jodpräparate	Empfindlich	Empfindlich	Empfindlich
Aldehyde	Empfindlich	Empfindlich	Empfindlich
Quecksilber-präparate	Empfindlich	Mäßig sensibel	Resistent
Chlorhexidin	Empfindlich	Mäßig sensibel	Resistent
Quartäres Ammonium	Empfindlich	Mäßig sensibel	Resistent
Teebaumöl	Empfindlich	Empfindlich	Empfindlich

Produkt	Bazillesporen	Pilze
Alkohole	Resistent	Mäßig empfindlich
Phenole	Resistent	Keine
Chlor-präparate	Mäßig empfindlich	Keine
Jodpräparate	Resistent	Mäßig empfindlich
Aldehyde	Empfindlich	Empfindlich
Quecksilber-präparate	Resistent	Empfindlich
Chlorhexidin	Resistent	Resistent
Quartäres Ammonium	Resistent	Resistent
Teebaumöl	Empfindlich	Empfindlich

Literatur

Altman, P. A.: Australian Tea Tree Oil – A Natural Antiseptic, Pharmaco Pty Ltd.

Ross St. C. Barnetson, Ingrid B. Bassett, Melinda M. Tong: «Tea Tree Oil in the Treatment of Acne and Tinea», Department of Dermatology Royal Prince Alfred Hospital, Camperdown, New South Wales, Australia.

Ingrid B. Bassett, Debra L. Pannowitz, Ross St. C. Barnetson: «A comparative study of tea-tree oil versus benzoylperoxide in the treatment of acne», in: The Medical Journal of Australia, vol. 153, October 15, 1990, S. 455–458.

Paul Belaiche: «L'Huile essentielle de Melaleuca alternifolia dans les infections cutanées», in: Phytotherapy, September 1985.

Joseph J. Brophy, Noel W. Davies, Ian A. Southwell et al.: «Gas Chromatographic Quality Control for Oil of Melaleuca Terpinen-4-ol Type (Australian Tea Tree)», in: Journal of Agricultural and Food Chemistry, 1989, 37, S. 1330–1335.

C. F. Carson/T. V. Riley: «Antimicrobial activity of the essential oil of Melaleuca alternifolia», in: Letters in Applied Microbiology, 1993, 16, S. 49–55.

Sandra Cabot: «The Use of Tea Tree Oil in Clinical Practice», in: Modern Phytotherapy – The Clinical Significance of Tea Tree Oil and Other Essential Oils. Proceedings of a Symposium on September 17, 1990, Sydney, I, S. 3–5.

M. Coutts: «The Bronchoscopic Treatment of Brochiectasis», Medical Journal of Australia, July 1937.

Irene Dalichow: «Der Teebaum-Boom», in: Esotera 4/95, S. 86–92.

Susan Drury: Die Geheimnisse des Teebaums. Aitrang 1991.

Henry M. Feinblatt: «Cajeput-type oil for the treatment of furunculosis», in: Journal of the National Medical Association, 52, S. 32–34.

Peter Grunert: Nie wieder krank? Die heilenden Kräfte des australischen Teebaums. Edition GIE, Tübingen 1993.

Cass Igram D. O.: Killed on Contact. The Tea Tree Oil Story: Nature's Finest Antiseptic. Literary Visions Publishing Inc., Cedar Rapids, Iowa 1992.

Erich Keller: Düfte bewußt erfahren und nutzen. Bern, München 1995.

Maria Liberty: «Tea Tree Oil», in: Better Nutrition for Today's Living, US-Magazine, April 1995, S. 72–75.

Danielle Lin: «A Word on Tea Tree Oil», Interview with Michael Dean, President of the American Tea Tree Association, in: Delicious!, June 1995, S. 57.

L. Longstaff, L. J. Walsh: «The antimicrobial effects of an essential oil on selected oral pathogens», in: Periodontology, 1987, 8, S. 11–15.

Cynthia B. Olsen: Die Teebaumöl-Hausapotheke. Aitrang 1994.

Eduardo F. Peña: «Melaleuca alternifolia oil: its use for trichomonal vaginitis and other vaginal infections», in: Obstetics and Gynecology, 19, 1962, S. 793–95.

Alvin Shemesh, MD, San Juan Capostrano, California, USA; William L. Mayo, PhD, Port Macquarie, New South Wales, Australia: «Australian Tea Tree Oil: a natural antiseptic and fungicidal agent», in: The Australian Journal of Pharmacy, vol. 72, Sept. 1991.

Gerhard Stilz (Hrsg.): Mensch und Natur in Australien, Bern u. a. 1991.

Morton Walker: «Clinical investigation of Australian Melaleuca alternifolia oil for a variety of common foot problems», in: Current Podiatry, April 1972, S. 7–15.

Bezugsquellen

CMD Naturkosmetik
Neuer Weg 8, 38729 Neu-Wallmoden
Telefon: 0 53 83/84 85
Telefax: 0 53 83/84 86
Hier kann man die von den Autoren erprobten Teebaum-
öl-Produkte sowie reines Teebaumöl aus kontrolliert biologi-
schem Anbau und aus der Wildbaumsammlung beziehen.

Alva Umweltschonende Produkte GmbH
Mindener Straße 63, 49084 Osnabrück
Der Verlag dankt Alva für die Bilder auf den Seiten 19, 20,
22, 24, 27

Auch in Österreich und der Schweiz sind Teebaumöl und
Teebaumöl-Produkte in Apotheken und Drogerien, in
Naturkost- und Naturkosmetikgeschäften sowie in den
Body Shops erhältlich.

Danksagung

Unser Dank für die hilfreiche beratende Unterstützung unseres Buchprojektes gilt Bill McGilvray von der Australian Essential Oil Company, den Mitarbeitern von AUSTRADE, insbesondere Petra Ortmann, sowie Ian Pick, dem Direktor von Purity Australia Pty Ltd. Sie alle haben uns mit vielen Informationen und internen Untersuchungsergebnissen versorgt, die uns wertvolle zusätzliche Erkenntnisse vermitteln konnten.